Vaincre le stress
par le yoga

Swami Shivapremananda

Vaincre le stress par le yoga

Traduit de l'anglais par Adrien Calmevent

ROBERT LAFFONT

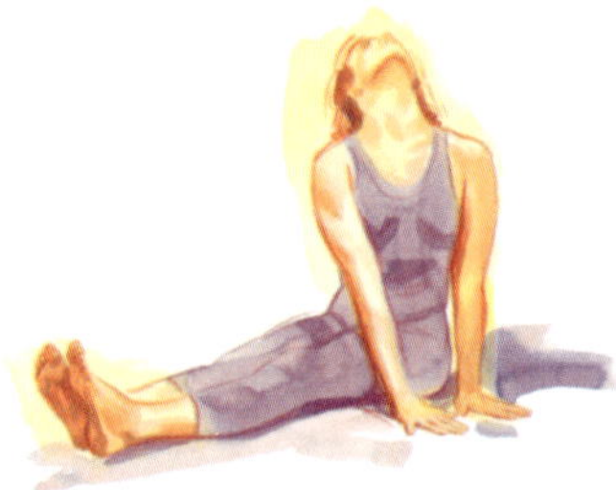

Avertissement

Le yoga peut être pratiqué par des individus de tout âge et de toute condition physique.

Quoi qu'il en soit, et en toutes circonstances, respectez les précautions que ce livre vous conseille de prendre et, si vous avez un doute, consultez un médecin.

Quand vous pratiquez ces postures et ces exercices respiratoires, observez chaque étape en procédant graduellement et n'effectuez jamais de mouvements précipités. Soyez toujours conscient de vos limites physiques et, si vous êtes débutant, ne faites rien qui risque d'être une gêne. N'essayez jamais de forcer pour exécuter une posture.

Cela étant, si vous vous faites mal, massez la région douloureuse et cessez de pratiquer la posture en cause l'espace d'une journée. Ne reprenez que lorsque vous vous sentez prêt.

Si votre état de santé fait l'objet d'une surveillance médicale, certaines postures et certains exercices respiratoires sont à éviter ou ne doivent être pratiqués que sous la conduite d'un praticien de la thérapie par le yoga. Ces postures et ces exercices sont clairement indiqués tout au long de cet ouvrage.

Titre original : YOGA FOR STRESS RELIEF

ISBN : 978-2-253-16589-7 - 1re publication - LGF

SOMMAIRE

Première partie

Les racines du stress

Deuxième partie

Le programme de trois mois

Troisième partie

Surmonter les maux liés au stress

Comment utiliser ce livre

Ce livre est divisé en trois parties. La première partie traite de la psychologie du stress, de sa physiologie.

La deuxième partie, qui forme le corps du livre, consiste en un programme de trois mois – un programme pratique comportant des exercices de yoga, des techniques respiratoires et des exercices de méditation.

Enfin, la troisième partie de cet ouvrage traite d'affections spécifiques et fournit des conseils sur les postures et les exercices respiratoires, également extraits de ce programme de trois mois, qu'il est conseillé de pratiquer pour remédier aux problèmes que pose votre condition physique.

Le premier chapitre explique comment faire face au stress simplement en changeant certaines attitudes et certains modes de comportement. Cette section de l'ouvrage se penche sur le rôle formateur des diverses influences qui, dans l'enfance, modèlent l'individu que nous sommes, et qui sont en partie responsables de notre personnalité d'adulte. L'auteur ouvre des pistes destinées à nous faire mieux prendre la mesure des épreuves que nous avons passées : il veut nous montrer comment adopter, en toutes circonstances, une attitude positive dans l'existence. Il se penche également sur d'autres causes de stress, notamment notre environnement et certains facteurs émotionnels.

Le message fondamental de ce premier chapitre, c'est que, pour se donner les moyens de faire face au stress, il faut, au préalable, mieux se comprendre soi-même : un travail que l'on a tout intérêt à poursuivre d'un bout à l'autre de ce programme de trois mois.

Le deuxième chapitre explique comment le stress affecte l'organisme sur le plan physique. Cette partie traite des changements physiologiques qui interviennent quand l'esprit et le corps sont soumis au stress –

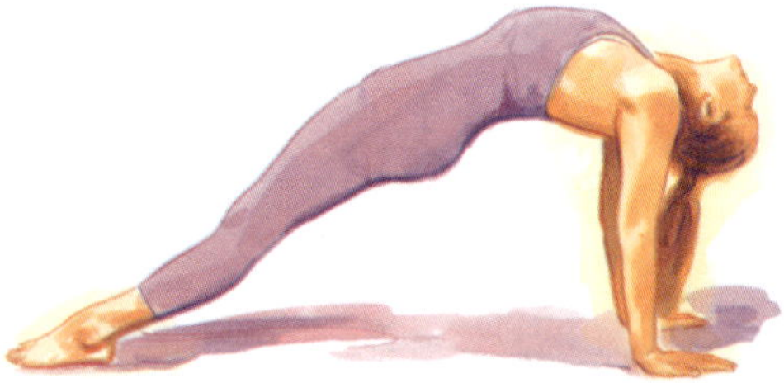

comment ce dernier affecte le système nerveux, les organes du corps et le système immunitaire. L'auteur indique comment reconnaître les divers signaux d'alarme qui vous montrent que vous êtes stressé, et propose des moyens d'y faire face ou de calmer les maux dont le stress est la cause.

La deuxième partie, notre programme de trois mois proprement dit, est subdivisée en six chapitres, qui correspondent à deux semaines d'exercices chacun. Ce programme comporte des instructions, abondamment illustrées, étape par étape, sur la manière de pratiquer les postures, d'accomplir les exercices respiratoires et de méditation. Il s'ouvre sur quelques postures faciles, avant d'introduire petit à petit des exercices plus exigeants. Les individus de tout âge et de toute condition physique peuvent appliquer ce programme, qui peut aussi être adapté à vos besoins personnels.

La troisième partie, elle, est plus particulièrement consacrée à des affections et des états physiques ou mentaux dont le stress est la cause, et l'on y indique quels asanas (postures) et quels pranayamas (exercices respiratoires) peuvent le mieux soulager ce stress. Parmi ces affections, on trouvera des problèmes de santé aussi courants que l'insomnie, les migraines, l'asthme, la dépression et l'hypertension. Pour vous aider à utiliser cette section de l'ouvrage, vous trouverez, en pages 120-121 un tableau d'équivalences, qui vous indiquera, en fonction de chaque affection, sur quelles postures, quels exercices respiratoires et quelles pratiques de méditation concentrer votre attention – ou, au contraire, lesquels éviter.

À la fin de l'ouvrage, un glossaire reprend tous les termes sanskrits employés dans ces pages, ainsi que tous les autres termes méritant une explication.

ATTENTION

Tout au long de notre programme de trois mois, chaque fois qu'une position ou un exercice respiratoire particuliers doivent être évités, cela sera signalé par un cercle de couleur.

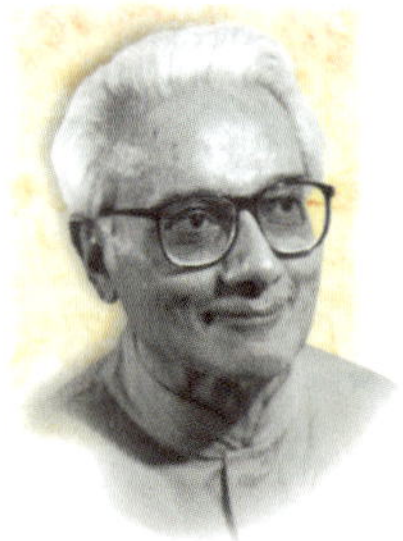

Introduction

Je suis né au sein de la caste très religieuse des brahmanes, mais j'ai reçu une éducation laïque et occidentale. D'emblée, mes parents m'ont inculqué l'idée que l'ambition était un objectif tout à fait légitime et qu'en tout état de cause il était essentiel, pour réussir, de développer ses facultés intellectuelles. Je suis donc entré à l'université à l'âge de quinze ans, un âge plutôt précoce pour entamer des études supérieures. À cette époque, je n'étais absolument pas conscient de l'existence de ce phénomène que l'on appelle le « stress ». Et pourtant, la tension inhérente à ma vie d'étudiant faisait bel et bien de moi un individu introverti. À cette époque, ma manière à moi de me soustraire à cette tension, c'était de rêver de ces récits d'explorateurs partis à la découverte de terres inconnues, comme l'Amazonie et le Tibet, de ces tentatives manquées de conquête de l'Everest (on était alors à la fin des années 1930), ou encore de ces mystérieux et véritables chevaliers errants de l'esprit, que l'on pouvait aller rencontrer sur les hauteurs de l'Himalaya.

D'ores et déjà, à cet âge-là, j'échafaudais des projets pour partir explorer l'Himalaya – naturellement, j'ignorais tout des ressources nécessaires à la réussite de pareils projets. J'espérais découvrir là-bas des sages auprès desquels recueillir directement un certain savoir – un savoir qui me permettrait d'accéder à une vision des mystères de la vie – et des yogis, dont la maîtrise spirituelle m'aiderait à discipliner mon esprit agité. Mais, comme j'avais entamé des études en vue d'une carrière dans la fonction publique ou dans la diplomatie, et parce que je possédais quand même suffisamment de bon sens pour savoir que je n'étais rien d'autre qu'un adolescent terre à terre et quelque peu cynique, je me rendais bien compte que tous ces envols de mon imagination ne valaient pas grand-chose. En fait, je n'avais absolument pas le projet d'embrasser une vie monastique, et encore moins les qualités pour le faire. D'ailleurs, je ne m'intéressais pas aux aspects physiques du hatha-yoga, car je n'étais fasciné que par une seule chose : la quête de l'esprit intérieur.

À cette époque, dans les villes de l'Inde, trépidantes et débordantes d'activité, les pauvres luttaient pour leur subsistance, et c'était également le sort des couches inférieures de la classe moyenne – cette tension se lisait sur les visages. De leur côté, une maigre frange supérieure de la classe moyenne et les catégories sociales les plus fortunées imitaient l'Occident, sans guère se soucier des pauvres. Et pourtant, même ceux-là n'avaient pas l'air très heureux non plus. Cela étant, voici un peu plus d'un demi-siècle, l'Inde ne connaissait pas la surpopulation étouffante dont elle pâtit de nos jours. Les huit dixièmes de la population vivaient dans des villages, où l'on menait une vie empreinte de sérénité, en harmonie avec la nature. Et pourtant, ni leur pauvreté ni l'absence de tout confort moderne ne semblaient peser sur ces familles de paysans. Au contraire, dans ces villages, on donnait l'impression d'accepter l'existence avec philosophie, et de conserver un calme intérieur qui contrastait avec tout ce que l'on m'avait enseigné. Tout compte fait, je décidai donc que je pouvais prouver ma valeur en me montrant utile à la société, tout en refusant de me laisser consumer par l'ambition.

Or, à l'âge de dix-neuf ans, il se produisit un de ces tournants inexplicables du destin, qui me conduisit à Rishikesh, dans les contreforts du centre de l'Himalaya, où je fis la rencontre de Swami Sivananda, avant d'être invité à demeurer quelque temps dans son monastère. Mon intention était d'y passer deux semaines, puis de rentrer chez moi. En fait, j'y suis resté plus de seize ans. Sous la conduite de ce remarquable professeur, j'ai étudié les principales disciplines du yoga, et, durant toute cette période, j'ai été l'un de ses secrétaires personnels. C'est ainsi que j'ai eu l'occasion de rencontrer les nombreux visiteurs qui venaient là pour y apprendre le yoga, tout en séjournant quelque temps dans ces lieux paisibles. Beaucoup d'entre eux souffraient de problèmes liés au stress. J'ai observé, pendant la durée de leur séjour dans cet ashram, qu'ils y acquéraient une certaine compréhension des moyens de réduire leur stress, en partant des causes, pour en apaiser les symptômes grâce à la méditation, aux asanas (les postures du yoga) et aux pranayamas (les exercices respiratoires).

En 1961, Swami Sivananda m'envoya en Occident pour y diffuser les enseignements du yoga, d'abord aux États-Unis, puis en Amérique du Sud et en Europe. Depuis lors, j'ai créé plusieurs centres d'enseignement et de pratique du yoga dans les deux Amériques, et j'ai enseigné à des petits groupes un peu partout en Europe occidentale. Pendant plusieurs années, j'ai enseigné le hatha-yoga, le raja-yoga et la philosophie du Vedanta à des centaines d'étudiants, en qualité de directeur du centre Sivananda Yoga-Vedanta de New York, ainsi que dans le reste des États-Unis et au Canada.

En 1962, j'ai été invité en Amérique du Sud pour y ouvrir des centres Sivananda Yoga-Vedanta à Buenos Aires, à Montevideo, et par la suite en 1965 à Santiago du Chili. Durant mes années d'enseignement, j'ai pu observer comment le yoga a aidé mes étudiants à conserver leur forme physique et à maîtriser leur stress. C'est l'expérience de cet enseignement, accumulée durant plus de trente-six années, qui m'a aidé à mettre au point un programme efficace et simple pour apaiser et prévenir le stress.

Avec le yoga, il s'agit d'épanouir l'esprit dans l'équilibre – sans se laisser ni dominer par une ambition excessive, ni entraîner dans la pente de l'échec. Le yoga apprend à ne pas surévaluer la réussite, à prendre la mesure des revers, à se remettre en question et à progresser dans la vie. La pratique du yoga peut donc aider à trouver la paix en atteignant le meilleur de soi-même.

J'espère que ce livre sera utile à ceux qui, dans leur existence, souhaitent appliquer les valeurs spirituelles que j'évoque ici, et qui veulent que ces postures simples, ces exercices respiratoires et ces techniques de méditation fassent partie intégrante de leur vie. La clé du succès, c'est de conserver son ouverture d'esprit, de pratiquer le yoga régulièrement, avec assiduité, et, à partir des expériences de l'existence, d'apprendre.

Shivapremananda

PREMIÈRE PARTIE

LES RACINES DU STRESS

«L'énergie positive que génèrent l'amour et la paix,
la bonté de cœur et l'altruisme
apaise nos énergies négatives
et nous soulage du stress, en douceur.»

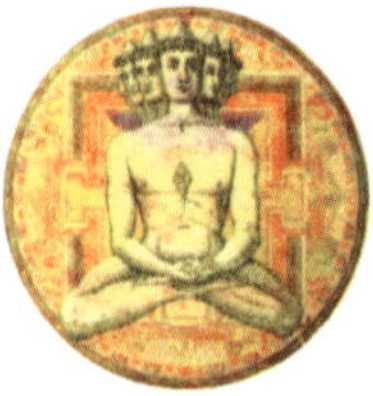

Chapitre 1
LA PSYCHOLOGIE DU STRESS

La vie est une succession d'engagements envers les autres. Nous avons des parents, des enfants et des partenaires, et si nous ne nous engagions pas auprès d'eux, nous ne pourrions survivre. Au début de notre existence, nous sommes dépendants des autres. Au cours de cette période, et même ultérieurement, notre manque d'expérience peut nous amener à réagir négativement à telle ou telle circonstance, et c'est justement cette réaction négative qui, en provoquant l'accumulation du stress, empêche de jouir de l'existence.

Pour traiter ce stress, il faut en comprendre les causes cachées. Si nous consultons notre médecin en nous plaignant de symptômes liés au stress, comme la migraine ou l'insomnie, il traitera probablement ces symptômes en surface, au lieu d'en examiner les causes psychologiques profondes. Toutefois, il n'est pas impossible que ce médecin ait quand même le bon réflexe de tenir compte de certains facteurs propres à notre environnement. Pour prendre le problème du stress à bras-le-corps, vous pouvez pratiquer le yoga, ainsi que des exercices de respiration et de méditation. Mais pour vraiment obtenir des résultats à long terme, il faut aller plus loin, comprendre les problèmes de fond de la nature humaine et apprendre à les surmonter.

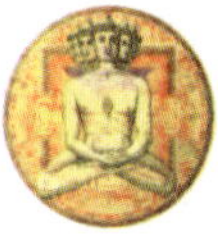

Il existe trois grandes causes de stress : le manque d'amour et de sécurité pendant l'enfance ; des facteurs environnementaux, tels que la pollution et la surpopulation des villes ; l'effet déclencheur d'un événement soudain, tel que la mort d'un proche, un échec lors d'un examen, la perte d'un emploi ou des difficultés financières.

Tous, dans notre vie quotidienne, nous rencontrons des situations stressantes. Par exemple, nous pouvons être contraints de repousser une échéance professionnelle jusqu'au dernier délai, ou de passer un examen insuffisamment préparé, ou encore de faire face à des difficultés d'ordre relationnel. Dans le même registre, changer soudain de culture, émigrer dans un pays étranger, déménager d'une région rurale à une zone urbaine dense et congestionnée, sont autant de causes de stress.

Enfin, pour grandir dans un contexte émotionnel favorable, et être capable de s'adapter aux différentes situations de l'existence, on a besoin d'amour, en particulier de celui de ses parents : en effet, dans les deux premières années de la vie, l'enfant vit en relation étroite avec ceux qui l'ont conçu, et, dans cette première période de l'existence, tout tourne autour d'une seule et unique réalité : l'enfant a-t-il été désiré et accepté par ses parents ?

LES SITUATIONS D'INSÉCURITÉ PRÉCOCE

Quand un bébé pleure tout le temps, c'est déjà, en soi, un signe de stress dû à l'insécurité : l'enfant veut qu'un adulte le prenne dans ses bras, se sentir protégé par la chaleur d'un corps et qu'on lui porte attention, ne serait-ce que par un sourire. Pareillement, quand un enfant pique régulièrement une crise de colère parce qu'on n'a pas cédé à l'un de ses caprices, ce comportement peut n'avoir, à première vue, aucun motif rationnel, et pourtant il s'agit, là encore, d'un signal de stress. Un enfant qui persiste dans des attitudes destructrices et qui pleure sans arrêt exprime, à sa manière, un sentiment d'insécurité à l'égard de l'amour parental, et manifeste l'état d'angoisse dans lequel le met ce qui divise ses parents. Si, dans l'enfance, on a douté de l'amour de son père ou de sa mère (ou, pis, des deux), on peut, plus tard dans la vie, avoir du mal à créer une relation saine avec un partenaire, et souffrir de solitude ou de sentiments dépressifs.

Quand on essaie de comprendre et de traiter les troubles physiques et mentaux liés au stress, on néglige fréquemment le rôle d'un climat sécurisant dans les premiers temps de la vie. L'épanouissement que procure le fait d'être aimé et compris est un antidote au stress. Et créer avec les autres des relations heureuses et pleines d'amour suppose, au préalable, de se sentir équilibré.

L'IMPORTANCE D'UNE ÉDUCATION SÉCURISANTE

Le manque de modèles dans l'enfance, en imprimant sa marque sur le caractère, est une autre cause fondamentale de stress. Les enfants ont besoin de la présence exclusive d'un parent ou d'un tuteur pour devenir plus tard des individus sûrs d'eux et heureux. Les enfants privés de cette relation peuvent, à l'âge adulte, souffrir de stress. Une perte qu'ils peuvent compenser à la maturité, en puisant en eux-mêmes les ressources pour surmonter ce stress.

Un enfant élevé par des adultes malhonnêtes, qui ne tiennent pas leurs promesses, sans principes, sans courage physique, ou encore prétentieux, insouciants et irresponsables, s'imprégnera de ces défauts. Si, plus tard au cours de sa vie, il reproduit ces défauts, et s'il se retrouve en position humiliante, ces faiblesses risquent de le faire manquer d'assurance et de le stresser.

LES TYPES DE PERSONNALITÉS : SYMPTÔMES ET EFFETS

Parmi les facteurs environnementaux, on trouve bien sûr le développement urbain rapide et l'industrialisation, principaux responsables de la surpopulation des villes. Le simple fait d'habiter dans une grande agglomération soumet l'individu à une tension sans cesse croissante, à l'obligation de constamment se presser, et à une compétition permanente. Qui plus est, les mutations du marché du travail ont aggravé l'insécurité de l'emploi, et cette donnée vient s'ajouter aux autres causes de stress. Or, en fonction de leur bagage génétique, certaines personnes sont équipées pour supporter pareille tension, tandis que d'autres s'y adaptent plus difficilement.

En effet, il existe deux types de personnalités de base, le type extroverti et le type introverti, que les psychologues rangent en deux catégories, A et B. La plupart des individus forment en fait une combinaison de caractéristiques issues de ces deux types. Le type A est ambitieux, entreprenant, énergique et dur à la tâche. Le type B, lui, est plutôt décontracté, manifeste moins ses ambitions, et remet volontiers les choses à plus tard. Le premier type (A) souffre plutôt de maux liés au stress comme l'hypertension (voir p. 123), les ulcères à l'estomac (voir p. 124), les troubles cardio-vasculaires (voir p. 122), voire le diabète (voir p. 125) – d'autant plus en cas de prédisposition génétique. En général, le second type (B) ne souffre pas des effets physiques du stress, mais son manque d'épanouissement lui en fait subir les répercussions psychologiques : asthénie, désir de mort, insomnie et dépression.

Il est facile de surveiller l'apparition des signes annonciateurs de stress : nervosité, irritabilité, douleurs dans la nuque, dans l'épaule, dans les reins, ou perturbations du sommeil (voir p. 129). Avec le stress, le rythme du pouls et la tension artérielle augmentent. Le sujet manque d'appétit ou, au contraire, manifeste un appétit anormal ; il a des sueurs ou des frissons. Ces symptômes prennent aussi la forme d'une acidité excessive des sucs gastriques, de problèmes digestifs (voir p. 124), de transits intestinaux difficiles ou de somnolence (voir p. 129).

Laisser s'accumuler le stress sans intervenir peut finir par déclencher des explosions de colère et des comportements violents. Une relation néfaste, familiale ou professionnelle, conduit petit à petit l'individu à la frustration, à l'anxiété, au manque de volonté, jusqu'à l'indécision et la dépression. Les accidents liés au stress, que ce soit dans l'industrie ou sur la route, surviennent fréquemment après une discussion explosive, à cause des tensions professionnelles, de la fatigue ou de l'alcool.

Les gros fumeurs, eux aussi, sont plus vulnérables au stress – même si beaucoup de gens disent volontiers fumer pour se détendre. En réalité, la dépendance à l'alcool et à d'autres excitants peut être cause de stress (voir p. 132). De même, souffrir d'angoisses persistantes, qui placent le système nerveux sous tension (voir p. 130), peut conduire à l'hypertension (voir p. 123) et à l'ulcère gastrique (voir p. 124).

Vivre trop nombreux dans un foyer trop exigu, traverser des difficultés familiales, ou encore habiter dans un voisinage bruyant et trop dense, avec le manque d'espaces verts (et d'espace tout court) qui va de pair, tout cela rend plus sensible au stress et plus irritable.

Enfin, on peut s'infliger à soi-même des états de stress, sans nécessité aucune, en se laissant submerger par des tâches trop lourdes, ou envahir par une ambition excessive, sans posséder le talent et l'énergie nécessaires. Ainsi, se soumettre à une tension permanente pour briller dans sa profession, ou s'exposer à la critique parce qu'on n'atteint pas ses objectifs sont autant de causes de stress.

DÉVELOPPER UNE APPROCHE POSITIVE DE LA VIE

Chacun réagit différemment à son environnement en fonction de son caractère et de son bagage culturel. À cet égard, la spiritualité de la foi peut être d'un grand secours. Il est plus facile de maîtriser le stress si l'on sait tirer parti de l'adversité, améliorer sa situation, et aborder les choses avec détachement. Autrement dit, il faut savoir prendre du recul, pour ne pas, face à des événements incontrôlables, gâcher inutilement son énergie. Atteindre ces objectifs rend moins sensible aux influences de l'environnement et moins vulnérable au stress.

Les facteurs émotionnels jouent un rôle dans le développement des troubles psychosomatiques. La colère, la rancœur, la peur, la tristesse peuvent provoquer des symptômes dont le stress est la source. Les individus facilement irritables développent plus facilement des affections cardio-vasculaires (voir p. 122), du système digestif (voir p. 124) ou respiratoire (voir p. 126). La colère ou le stress restreignent l'afflux sanguin vers les muscles cardiaques, et c'est l'une des causes de l'angine de poitrine. De même, un abdomen contracté limite l'apport de flux sanguin vers l'estomac, entraînant un excès d'acidité des sucs gastriques qui, par voie de conséquence, peut provoquer un ulcère.

Naturellement, faire part de ses problèmes à un proche peut soulager ces états de stress, mais, si l'on veut véritablement maîtriser le problème, il faut comprendre les fondements de la nature humaine et faire l'effort de les examiner en profondeur.

MAÎTRISER LES CAUSES INTERNES DU STRESS

En fait, le stress n'est qu'un sous-produit de l'égotisme et de l'orgueil, les deux facettes de l'ego primitif, le Ça. L'égotisme, le souci de l'intérêt personnel et du bien-être avant toute chose sont en réalité des formes systématiques d'égoïsme, ce qui peut avoir des conséquences à long terme. Du coup, les égoïstes se sentent isolés, mal aimés, parce qu'ils ont évidemment beaucoup de mal à se faire apprécier et à nouer des liens avec les autres. Tous, nous sommes égoïstes par nature, jusqu'à un certain point, et c'est ce qui empêche de prendre en considération la demande de l'autre – autrement dit, nous n'avons aucune envie de tenir compte de son propre égoïsme. En effet, en exprimant ses demandes, l'autre manifeste qu'il reste uniquement centré sur lui-même, ce qui nous renvoie à notre propre égoïsme. Et c'est justement ce qui nous dérange.

Toutefois, il est bien évident que certaines personnes savent être moins égoïstes que d'autres. Si leurs parents ont été de bons modèles, elles ont appris à faire attention aux autres et à se sentir responsables à leur égard. En revanche, ceux qui ne possèdent pas cet avantage initial doivent faire encore plus d'efforts pour éviter de se conduire égoïstement. En étant égoïste par nature, en ne sachant pas faire bon usage de son ego, on aura le plus grand mal à gagner la confiance des autres. Et si les autres ne voient aucune raison de nous accorder leur confiance, cela nous infligera un surcroît de stress.

Cela étant, l'égoïsme est aussi une forme d'expression naturelle de l'instinct de survie. Mais à force, l'excès d'intérêt que l'on se porte à soi-même peut, en éloignant les autres, vider l'existence de son sens. À l'inverse, on peut être moins égoïste en apprenant à être attentif aux autres et à leur être utile. L'égoïste est excessivement sensible à la critique et se froisse facilement, ce qui le rend encore plus vulnérable au stress. Mais en pratiquant la tolérance et le détachement, on fait plus de place aux autres. En substance, voilà les premières étapes de la maîtrise de l'ego.

L'orgueil, se prendre pour le centre du monde, ces formes d'autodéfense peuvent être cause de stress. Manquer de foi dans ses propos pousse à compenser en insistant pour avoir toujours raison, mais à peine les autres voient-ils clair dans ce manège que l'on se sent humilié et complètement stressé.

Pour gagner le respect et la confiance des autres, il faut apprendre à maîtriser son égoïsme et son orgueil : ne pas se prendre trop au sérieux évite les soucis et le stress superflus.

Se sentir blessé, l'apitoiement sur soi et l'amertume peuvent être également des causes de stress ; l'amertume découle de l'apitoiement sur soi, de la tendance à esquiver ses responsabilités, et, quand les choses vont mal, à en faire porter la faute sur les autres.

En fait, il y a, dans le psychisme humain, trois besoins profondément enracinés : aimer et être aimé par ceux auxquels on peut s'identifier ou avec qui on peut s'entendre sur l'essentiel ; le besoin de se réaliser par le travail ou par des activités plaisantes et qui en valent la peine ; et le besoin d'accomplir des efforts pour atteindre ses objectifs.

Des amitiés, des relations saines et équilibrées aident à s'épanouir et donnent l'impression d'avoir un but et une utilité. Partager ses joies avec les autres, exercer un métier utile, s'efforcer de s'améliorer, voilà qui peut grandement contribuer à réduire le stress. En somme, le simple fait de vivre son existence comme une forme de partage avec les autres rend plus épanoui et plus heureux. Et dès que l'on connaît cette sensation de satisfaction intérieure qui va de pair avec l'amour sincère de la vie, on est mieux armé pour maîtriser le stress.

L'ÉGOCENTRISME, LA VANITÉ ET LA FIERTÉ

Pour trouver le bonheur, il faut faire la part de l'égoïsme – et le comprendre. L'ego est aussi ce qui motive pour survivre : à travers l'ambition et la compétition, il permet de progresser et d'atteindre les objectifs que l'on s'est fixés dans l'existence.

Ces instincts égoïstes, on peut les maîtriser en faisant l'effort d'être plus généreux. Faire preuve d'ouverture aux idées et aux influences nouvelles, être toujours prêt à tirer les leçons de l'expérience, voilà qui peut rendre l'individu moins imbu de sa personne. Ce qui fait souvent le plus cruellement défaut, c'est la capacité de porter un regard objectif sur soi. Or, le simple fait de se lamenter constamment sur son sort peut conduire à des états dépressifs. Une situation que l'on peut éviter en endossant pleinement la responsabilité de ce que l'on est devient une expérience libératrice et une démarche enrichissante en soi.

L'égocentrisme, lui, est une autre manifestation de l'ego, différente de l'égoïsme. Un égocentrique peut se montrer généreux à l'égard de ceux auxquels il accorde une importance, mais il apprécie d'être le centre de l'attention, qu'on l'approuve et qu'on le flatte. Faute de quoi, il se sent déçu et frustré, et c'est pour lui une cause de stress.

La vanité est elle aussi une source de stress. S'efforcer de gagner l'attention et l'estime parce qu'on a belle allure, ou avoir envie d'être félicité pour ses succès, voilà des comportements qui rebutent. Et le rejet des autres nous confronte au malheur et au stress. En fait, la seule chose qui compte réellement, c'est d'agir loyalement : si l'on fait l'effort de se comporter aimablement, de cultiver un certain savoir-vivre, de faire preuve de compassion, de sincérité et de sympathie envers ceux qui nous entourent, on se défera de cette tendance à se soucier de sa propre image avant toute chose.

Ceux qui ont la chance d'entretenir des amitiés solides et des relations heureuses, et qui reçoivent le soutien des autres sur le plan émotionnel, tiennent mieux le choc devant les tensions du quotidien. Face à une situation soudaine de crise, comme le chômage, le deuil, la rupture d'une relation ou une grave maladie, si l'on a près de soi un partenaire attentif et compréhensif, on aura certainement moins besoin d'aller chercher le soutien d'un spécialiste, socio-psychologue ou psychothérapeute.

La fierté est une autre forme de l'orgueil. Il est parfaitement normal d'être fier des succès d'un partenaire ou d'un ami, mais en revanche, se sentir exagérément fier de ses propres réussites n'est rien d'autre qu'un signe de superficialité. En fait, ce vernis de vanité dissimule un complexe d'infériorité. C'est là un truisme : ceux qui sont conscients de leurs vertus ne sont pas réellement vertueux. Et ceux qui ont confiance en leur travail n'ont pas besoin de faire étalage de leur valeur.

Un ego indiscipliné, en quelque sorte à l'état brut, peut être une cause fondamentale de stress psychologique. À l'inverse, un ego sain et équilibré aide à faire des choix positifs et à atteindre ses objectifs. En s'interdisant cet équilibre, on s'expose au danger de se transformer en un personnage désinvolte et irresponsable. En outre, si l'on n'a pas une perception claire et définie de soi-même, on se fera exploiter par des gens pourvus d'un ego plus fort et plus habiles.

Pour trouver le moyen de soulager le stress, il s'agit donc de comprendre cet ego et d'en maîtriser les facettes.

L'ATTACHEMENT ET LA POSSESSIVITÉ

Être totalement dépendant d'autrui sur le plan émotionnel peut provoquer une angoisse et un stress intenses. Quand on est passionnément amoureux, plus fort sera cet attachement, pire sera la douleur lorsque cette relation s'achèvera. Être incapable d'accepter que ce soit terminé ne fera que prolonger cet état de détresse. Or, en réalité, s'attacher excessivement n'est qu'une autre forme d'amour de soi. En voulant posséder l'autre, on ne parvient pas à comprendre que c'est de soi-même que l'on est amoureux.

Sortir de son environnement habituel, partir en voyage, se consacrer à une tâche prenante, voilà qui peut aider. Il faut arriver à se détacher de ce qui mine nos forces, afin de cicatriser la blessure et de ne pas sombrer dans l'apitoiement sur soi. La meilleure solution consiste à se jeter à corps perdu dans quelque chose qui va requérir toute notre attention : un centre d'intérêt ou une activité créatrice, qui vont demander une grande énergie mentale.

On peut pratiquer semblable détachement dans l'approche de la vie en général, comme un moyen de prévenir le stress. Cela revient à dire qu'il faut lâcher prise sur l'ego, pour être capable de voir plus clairement la réalité, afin de replacer les choses en perspective et d'adopter un point de vue plus réaliste. Prenons l'exemple suivant : si l'on se tient trop près d'un miroir, on ne peut pas se voir convenablement. Ce n'est qu'en prenant du recul que l'on obtient une image fidèle de soi. Pareillement, quand on est submergé par un problème, on manque d'objectivité pour le résoudre, et c'est là une cause de stress. À l'inverse, si l'on se tient trop loin d'un miroir, on se perd de vue. Et être trop près du miroir équivaut à une attitude d'indifférence et d'évitement des responsabilités, le contraire d'une attitude de détachement véritable.

Par analogie, quand on agrippe trop un objet, on n'est pas conscient de sa force et on est incapable de sentir la texture et le poids de cet objet. Tel est le cas de la possessivité : en possédant l'autre, on n'a plus conscience que de son propre ego, et non de la personne avec laquelle on cherche à construire une relation, que l'on veut connaître et aimer.

JUGER LE CARACTÈRE DES AUTRES

Nourrir des attentes démesurées envers les autres, c'est encore une autre cause de stress. À force de se fixer sur soi, on ne parvient pas à réellement voir qui sont les autres, et l'on nourrit à leur égard de fausses espérances. Par exemple, on va se mettre à espérer d'une personne très égoïste qu'elle sera capable d'amour, ou d'un individu peu fiable qu'il va se comporter en personne responsable.

Afin de préserver sa tranquillité d'esprit et de s'éviter ces déceptions, il faut apprendre à évaluer le potentiel des autres, et savoir observer leur caractère avec perspicacité. Lorsqu'on passe un accord, on s'évitera une déception en définissant clairement et d'entrée de jeu le rôle de chacun. À nager contre le courant, comme lorsqu'on part pour l'étranger et qu'on refuse de s'adapter à une autre culture et à un autre mode de vie, là encore, on s'expose au stress.

Apprendre à maîtriser ses désirs, à les ajuster à ses besoins réels, et accorder ses ambitions à ses talents, voilà les bases d'une existence sereine.

LA PERSONNALITÉ DE L'AMBITIEUX

Les individus très ambitieux doivent posséder les qualités du dirigeant, et cette sorte d'intelligence qui leur permet de se consacrer exclusivement à leur travail pour atteindre leurs objectifs. Il faut également qu'ils aient le goût du travail acharné et de l'engagement personnel. Il se trouve justement que les individus très ambitieux sont plutôt vulnérables au stress physique, parce qu'ils ont tendance à se pousser au-delà de leurs limites, sans s'accorder suffisamment de repos. Or, cette volonté de réussir prélève son tribut sur l'organisme.

Ces grands tempéraments de gagneur sont plus facilement sujets à des maladies comme l'infarctus ou les affections cardiaques (voir p. 122). À l'inverse, ceux qui poursuivent des objectifs irréalistes, sans posséder les qualités nécessaires, seraient plutôt enclins au stress psychologique, qui se manifeste notamment à travers l'anxiété et le manque d'estime de soi.

En fin de compte, il faut bien admettre que seule une personne sur dix est un dirigeant-né, et que le reste d'entre nous doit se résoudre à occuper une place secondaire – une position non moins estimable et tout aussi valorisante.

GARDER L'ESPRIT ACTIF

L'un des moyens les plus efficaces de contrer le stress, c'est d'éviter de s'ennuyer : il faut trouver le moyen de garder l'esprit en éveil. Plus on est stressé, plus vite s'installe le vieillissement physique, car en fait, à partir du moment où l'on perd tout intérêt pour l'existence, le processus du vieillissement s'accélère. Pour conserver un esprit sain, on a besoin de perspectives.

Mais surtout, on doit cerner des objectifs d'ordre spirituel : faire son possible pour être plus attentif, apporter son soutien aux autres, se montrer plus loyal, plus tolérant, essayer aussi de mieux comprendre les faiblesses de la nature humaine, et savoir corriger les siennes.

Surmonter le stress

En utilisant ces méthodes simples, vous allez pouvoir vous aider vous-même, et vous apprendrez comment faire face à votre stress. En acquérant cette autodiscipline et en développant une nouvelle conception philosophique de l'existence, vous allez surmonter ce problème. En faisant l'effort de comprendre la complexité de la nature humaine, en apprenant à l'aborder, vous aurez déjà accompli plus de la moitié du chemin.

Sans conteste, la partie la plus ardue de ce travail consiste dans l'apprentissage d'une nouvelle psychologie de l'existence. C'est là le véritable défi. Toutefois, il existe déjà un moyen plus immédiatement accessible de faire face au stress, à travers l'exercice physique, comme avec les étirements et les postures simples, les exercices respiratoires et les méditations apaisantes qui constituent la deuxième partie de cet ouvrage.

Ces exercices peuvent être pratiqués par tout le monde, à tout âge, par étapes progressives. Dans notre programme de trois mois (voir p. 33-115), il vous suffit d'en sélectionner une combinaison qui convienne à vos besoins, en tenant compte de votre condition physique. En pratiquant ces exercices, vous ne ferez pas que diminuer votre stress : vous allez en prévenir le déclenchement, et, sur un plan plus général, vous vous maintiendrez en bonne santé.

Prenez le temps d'examiner vos pensées. Surmontez vos pensées négatives. Lorsque vous penserez à quelque chose de manière négative, essayez d'amener votre esprit à y introduire du positif.

Soyez plus conscient de votre comportement. Si vous mentez, tâchez de vous corriger. L'intégrité est plus importante que le gain d'un avantage douteux sur quelqu'un d'autre.

Lorsque vous vous sentez en colère, tâchez d'être patient et de ne pas perdre votre calme.

Attendez plus de vous-même que des autres.

Pensez aux qualités de quelqu'un que vous aimez, et pas seulement à partir de votre point de vue, mais aussi à partir du sien ; ensuite, tâchez de lui venir en aide.

Évitez de vous justifier. Si vous avez raison, vous n'avez aucun besoin de vous justifier, et si vous êtes dans votre tort, alors aucune justification n'est recevable.

Apprenez à ajuster votre comportement à différentes situations et à vous montrer conciliant avec les autres, sans renoncer pour autant à votre propre position.

Évitez la tromperie et l'hypocrisie, en exprimant ce que vous pensez, sans exagérer ni amoindrir l'importance des autres.

Tirez les leçons de l'expérience.

Quand vous évaluez votre situation, considérez les faits plutôt que de vous laisser aller à des vues de l'esprit. La première exigence de la vérité, c'est la preuve.

Quand vous faites des choix, prenez en compte les conséquences à long terme, et non les résultats à court terme.

Évitez le secret, car le secret peut mener à la tromperie.

Essayez de ne pas vous appesantir sur le passé et ne passez pas votre temps à regretter les amis perdus. Au contraire, tâchez d'aider les autres, en leur offrant des témoignages de compréhension, de sympathie et d'amitié. Acceptez la réalité avec élégance et conservez votre dignité.

Maintenez-vous en bonne santé en faisant de l'exercice : cela améliorera votre façon de respirer et vous aidera à penser plus clairement et de façon plus créative.

Cherchez un métier dont vous retirerez vraiment du plaisir et auquel vous aurez envie de vous consacrer. Trouvez quelque chose de créatif à faire, afin de garder l'esprit en éveil, de consolider votre confiance en vous-même et d'avoir l'impression de vous rendre utile.

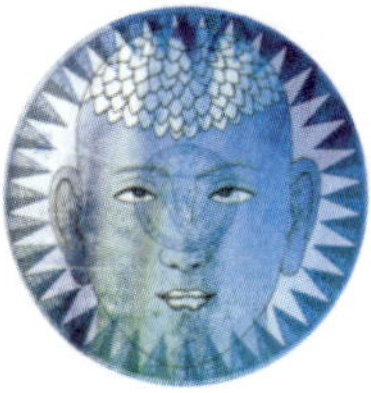

Chapitre 2

La physiologie du stress

Les systèmes de pensée qui conçoivent la santé comme un tout reconnaissent l'importance de l'intégration du corps et de l'esprit. Le bien-être du second dépend de la bonne santé du premier. Pareillement, tout ce qui perturbe la régulation de l'un bouleverse l'équilibre de l'autre. Le stress affecte tout notre être, et il est impossible de s'y soustraire – il fait partie intégrante de l'être humain. Mais tout l'art consiste justement à rendre ce stress maîtrisable et positif. Dès qu'il échappe à notre contrôle – en raison de sa persistance ou de son extrême intensité –, nous en ressentons les effets négatifs. Le yoga aide à contenir ce stress, à le rendre maîtrisable et utile, en soulageant l'esprit et le corps de ses effets nocifs. Le chapitre précédent a clairement exposé les racines psychologiques du stress et indiqué quelles affections en résultent. La pratique du yoga a justement cette capacité unique de prévenir la montée du stress psychologique et restaure aussi l'équilibre physiologique de l'organisme, bouleversé par le stress. Pour éclairer ce fonctionnement physiologique, ce chapitre met en lumière le rôle de nos nerfs et de nos hormones dans l'action autorégulatrice de l'organisme sur le stress. Il explique comment se dérèglent les dispositifs internes de l'organisme, en particulier les systèmes respiratoire, digestif, endocrinal et cardio-vasculaire.

UN MICRO-ENVIRONNEMENT STABLE

Tout au long de la vie, l'ensemble des systèmes de l'organisme coopèrent pour maintenir un micro-environnement interne stable, au sein duquel la multitude des cellules peuvent survivre et fonctionner avec une efficacité optimale. En temps normal, ce micro-environnement présente de grandes différences avec le monde extérieur, en fonction de variables comme la température, le taux d'acidité et d'humidité de l'air, et c'est leur ajustement constant, dans le cadre de limites étroites, qui maintient ces différences entre le monde extérieur et l'intérieur du corps.

Face à tout facteur qui bouleverse ou menace de bouleverser cet environnement, l'organisme, qui veille en permanence à son entretien, va répondre de manière générale, non spécifique. Les causes du stress (les agents stressants) affectent le corps soit au niveau physique, soit au niveau psychologique. Parmi ces agents stressants, on trouve notamment les blessures, l'exercice physique violent, les températures extrêmes, la privation de sommeil. Dans un autre registre, les états psychiques et émotionnels comme l'anxiété, le chagrin et la peur induisent également des réponses par le stress.

En fait, le stress (ou le stimulus) primaire n'est pas forcément un phénomène désagréable – des événements ou des facteurs généralement considérés comme plutôt agréables comportent eux aussi des aspects stressants sous-jacents : ainsi, aussi bien l'anxiété qu'une prise de décision ou une nouvelle implantation géographique peuvent être génératrices de stress. Par exemple, on a pu placer le mariage au rang des événements les plus stressants de l'existence, au même titre qu'un licenciement, et un déménagement peut l'être tout autant qu'un problème avec son patron.

Au bout du compte, ce n'est pas tant la nature du stress qui importe que sa quantité. Il est d'ailleurs naturel que les gens connaissent un certain degré de stress, car le stress a souvent pour effet d'accroître le niveau de la performance. C'est seulement lorsque la quantité de stress dépasse le seuil de tolérance que la performance se met à décliner. Le niveau de stress supportable varie énormément d'un individu à l'autre, et ce seuil de tolérance peut aussi notablement varier pour chaque individu aux différentes étapes de la vie.

LA RÉPONSE PAR LE STRESS

Pour plus de clarté, on peut regrouper l'ensemble de ces réponses fondées sur le stress en une seule catégorie, car elles relèvent généralement d'une réaction «de peur, de combat ou de fuite». Cette formule résume les principales réactions qui s'offrent au choix de l'individu, en particulier quand elles interagissent avec le stress physique. Elle permet également de comprendre quels seront les mécanismes physiologiques dominants au moment de cette réaction donnée. La manière habituelle de réagir, c'est un certain degré d'appréhension ou de crainte (c'est la réaction par la « peur »). Mais on doit souvent décider s'il faut se confronter à l'agent du stress (c'est la réaction par le « combat ») ou s'il vaut mieux adopter un mode d'action par l'évitement (c'est la réaction de « fuite »). Ces deux derniers modes de réaction exigent l'activation rapide des muscles du squelette, en même temps qu'un haut niveau de performance, tant du système cardio-vasculaire que du système respiratoire.

La réaction par le stress est tout à fait appropriée aux situations aiguës, et il peut en résulter un niveau accru de la performance.

Toutefois, dans la vie de tous les jours, les agents stressants les plus fréquents ne sont pas d'ordre physique, mais plutôt de nature psychosociale : stress professionnel, insécurité du travail, soucis familiaux. Comme la réaction généralisée par le stress n'est pas adaptée à ces cas précis, du coup, la nature souvent chronique de l'agent ou des agents stressants peut conduire à un état permanent de tension physique et psychologique accrue.

RECONNAÎTRE LES SIGNES DE STRESS

Très souvent, le point de départ d'un tel état de stress chronique est assez insidieux. Avec le temps, l'individu s'adapte à une mutation progressive du fonctionnement du corps et de l'esprit, sans s'apercevoir que la charge générée par son état de tension physique et mentale ne cesse de croître. En pareil cas, le yoga est une thérapie précieuse : grâce à une pratique régulière, on aboutit à une meilleure prise de conscience du moi, ce qui va permettre à l'individu de distinguer plus clairement entre ses états de tension et de relaxation. Les signes d'augmentation du stress peuvent être d'ordre physique ou mental. Les tics nerveux trahissent un état de malaise. En revanche, un certain nombre d'affections comme l'asthme et l'hypertension vont fréquemment de pair avec une réaction au stress inscrite dans la durée. C'est pourquoi ces maladies liées au stress peuvent être provoquées (ou aggravées) par un stress chronique.

Malheureusement, les individus qui souffrent de maladies liées au stress ont parfois du mal à trouver une aide médicale efficace, car le médecin de famille ou le conseiller familial trouvent difficilement le temps nécessaire, en pareil cas, à une assistance psychologique au long cours.

À défaut, les gens surstressés ont recours à toute une variété de mécanismes de défense, comme autant de tentatives d'atténuer les effets de l'état aigu dont ils souffrent. Une cigarette de temps en temps, une boisson alcoolisée ou un comprimé de somnifère peuvent être l'amorce d'une spirale descendante de la dépendance et/ou de l'abus de substances narcotiques, une spirale avec laquelle il faut compter, car elle vient naturellement s'ajouter aux facteurs stressants de base. Il arrive également que surviennent des troubles de l'alimentation, comme l'anorexie ou la boulimie : autant de tentatives (vouées à l'échec) de garder le contrôle d'une situation insupportable.

LES NERFS ET LES HORMONES

Le stress affecte de nombreuses composantes du système nerveux et hormonal, ce qui déclenche des mutations secondaires dans l'activité et les fonctions de la plupart des organes du corps. Par exemple, le rythme cardiaque augmente nettement, et le foie libère une partie de son stock de glycogène, une substance riche en énergie. Avant de considérer ces mutations plus en détail, il n'est pas inutile de se pencher sur quelques-unes des composantes de ce système, qui fonctionne comme un tout.

Le système nerveux est constitué d'une organisation complexe de cellules (les neurones), qui se transmettent mutuellement l'information, soit en libérant, soit en «capturant», de cellule en cellule, de petites molécules messagères, appelées neurotransmetteurs.

De son côté, le système endocrinien est constitué de cellules et d'organes qui libèrent de petites molécules messagères (les hormones) dans le flux sanguin, et qui influent à leur tour sur le fonctionnement d'autres cellules ou d'autres tissus, ailleurs dans l'organisme.

Si l'on a pu, dans le passé, considérer les systèmes nerveux et endocrinien comme des entités séparées, leur interaction est un fait admis depuis longtemps. Il existe entre eux d'importantes similitudes : premièrement, ils sont tous deux connectés aux réseaux de communication du corps humain, et participent l'un et l'autre au caractère unitaire du fonctionnement de l'organisme ; deuxièmement, l'un comme l'autre ont recours aux services de nombreuses petites molécules messagères ; troisièmement, leur fonctionnement est interdépendant à plus d'un titre, et cette interdépendance concerne la totalité de l'organisme.

Ces trois similitudes ont conduit les chercheurs à formuler une conception nouvelle, plus globale, de notre physiologie – celle du système dit «neuroendocrinien», un réseau de communication unique, responsable de la plupart des fonctions qui font de notre corps un tout.

LE SYSTÈME NERVEUX AUTONOME

Le système nerveux autonome fournit leur « câblage » nerveux aux muscles qui ne font pas l'objet d'un « pilotage volontaire » (comme ceux que l'on trouve dans les parois de nombreux vaisseaux sanguins, dans les intestins, dans l'appareil respiratoire et à l'intérieur du muscle cardiaque), ainsi qu'à la plupart des glandes du corps. « Autonome » veut dire qui se « gouverne tout seul ». Par ce terme, on indique en fait que les cellules nerveuses de ce système sont responsables de la régulation et de l'exécution subconsciente des nombreuses opérations de routine qui maintiennent un environnement constant à l'intérieur de l'organisme. C'est pourquoi le système nerveux autonome joue un rôle primordial dans les réponses de l'individu au stress. Et c'est pourquoi il faut examiner son agencement et son mode de fonctionnement plus en détail.

Le système nerveux autonome est composé de deux parties, qui travaillent ensemble à l'exécution de certains processus physiologiques, mais qui, en cas de nécessité, agissent de façon plus indépendante. Ces deux parties du système s'appellent respectivement sympathique et parasympathique.

L'activité sympathique forme une partie importante de la réponse au stress, mais elle exerce également des effets secondaires du côté de l'activité parasympathique, responsable, pour l'essentiel, de la bonne marche de la plupart des activités routinières, quotidiennes, non volontaires de l'organisme. Comme pour le reste du système nerveux, l'activité motrice autonome est déclenchée et contrôlée par le cerveau. En particulier, la partie du cerveau située autour de l'hypothalamus (la région limbique) est associée à la sphère des émotions. Cette région limbique génère une vaste palette de processus, en association avec le système nerveux autonome et avec la glande hypophyse, localisée à proximité.

La distribution motrice parasympathique, elle, s'applique à la tête et aux organes situés à l'intérieur du tronc, tandis que les fibres nerveuses sympathiques alimentent les membres ainsi que le reste du corps. C'est la raison pour laquelle l'activation du système sympathique, en débouchant sur une réaction de stress, est susceptible d'étendre cette réaction à tout l'organisme. Et voilà pourquoi cette réaction est étroitement liée à l'activation concomitante de ces organes producteurs d'hormones endocriniennes que sont les glandes hypophyse, surrénales, thyroïde et reproductrices.

LES EFFETS DU STRESS SUR LE SYSTÈME ENDOCRINIEN

Le système endocrinien de l'organisme humain est particulièrement vulnérable aux effets du stress. Voici un bref aperçu de la manière dont le stress affecte les fonctions hormonales des sept glandes endocriniennes principales.

L'hypothalamus et la glande hypophyse

L'hypothalamus, cette petite région du cerveau, est un centre essentiel de contrôle de la température du corps et de l'appétit. Ses interconnexions complexes avec le cortex cérébral établissent la liaison entre les émotions et le système nerveux autonome de l'organisme.

La glande hypophyse a la taille d'un petit pois et la forme d'un champignon renversé. Elle est suspendue par une tige à la paroi interne du cerveau. En produisant toute une panoplie d'hormones de contrôle, elle orchestre la sécrétion des hormones à partir des autres glandes endocriniennes du corps – par exemple, la cortisone à partir des glandes surrénales. Son rôle de contrôleur de l'activité de la glande hypophyse fait indirectement de l'hypothalamus le chef de cet orchestre.

Le stress augmente l'activité de l'hypothalamus qui, à son tour, donne pour instruction à la glande hypophyse d'accroître la sécrétion d'hormones responsables de la réponse au stress. La glande hypophyse libère des hormones de contrôle, en particulier l'hormone corticotrope (ACTH, ou corticostimuline).

Les glandes surrénales

Les glandes surrénales sont perchées, comme deux petites capsules, au sommet de chaque rein. Notamment en réponse à l'émission d'hormones corticotropes par la glande hypophyse (voir ci-dessus), elles sécrètent une certaine quantité d'hormones stéroïdes qui affectent directement l'équilibre en sel, en eau et en glucose à l'intérieur du corps.

La principale hormone corticale s'appelle la cortisone. La cortisone est normalement sécrétée suivant un cycle journalier de veille/sommeil. Notons que sa concentration dans le sang s'établit à un niveau bien plus élevé le jour que la nuit.

Au moment de la réponse au stress, la sécrétion de cortisone s'élève en proportion du degré de ce stress – ainsi, cette augmentation est très nette lorsqu'il résulte d'une blessure grave. En décomposant les protéines, les graisses et les hydrates de carbone, la cortisone provoque une augmentation du taux de glucose dans le sang. C'est d'ailleurs pour cette raison que le stress a pour effet d'accroître le taux de sucre dans le sang. Il s'agit là d'une réponse tout à fait adaptée à une situation de stress aigu, car elle assure au cerveau et aux muscles du squelette l'approvisionnement nécessaire en énergie, quand l'individu peut se trouver immédiatement contraint de fournir un surcroît d'activité physique.

La partie interne de la capsule surrénale, dite médullosurrénale, quant à elle, est étroitement associée au système nerveux sympathique. La principale substance qu'elle sécrète – l'adrénaline – entre en interrelation avec la noradrénaline, l'un des neurotransmetteurs les plus importants du système sympathique. La sécrétion d'adrénaline est provoquée par la stimulation directe de la médullosurrénale, sous l'action des nerfs sympathiques.

L'exposition aux agents du stress entraîne un accroissement immédiat de l'activité nerveuse sympathique qui, à son tour, débouche sur une libération de quantités notables d'adrénaline dans le flux sanguin, émise par la partie interne des capsules surrénales, dite médullosurrénale. Une fois entrée dans le sang, cette hormone peut rapidement infiltrer les tissus du corps et augmenter l'activité des nerfs sympathiques.

Les effets de ce processus sont bien connus : accélération du rythme cardiaque et respiratoire, pâleur, tremblement, cheveux dressés sur la tête. L'effet en retour exercé sur le cerveau, et qui va de pair avec ces réponses d'ordre essentiellement physique, excite la réponse émotionnelle au stress. On enregistre alors une réaction tout à fait normale, à savoir un certain degré de peur et d'anxiété.

La glande thyroïde

La glande thyroïde, située devant la partie supérieure de la trachée, a la forme d'un papillon (ou d'un nœud du même nom). Les cellules de la thyroïde fabriquent des hormones qui sont libérées dans le flux sanguin, avec pour mission de contrôler le taux du métabolisme dans les autres tissus et organes (par métabolisme, on désigne le processus de consommation de l'oxygène et la production subséquente d'énergie et de chaleur à l'intérieur du corps).

En temps normal, la thyroïde stocke dans ses « magasins » environ trois mois de provision de ces hormones. C'est là une particularité unique en son genre, car les autres glandes endocriniennes se contentent ordinairement de fabriquer leur production de sécrétion dans la mesure exacte de la demande, et au moment où cette demande leur est adressée. S'agissant de l'hormone sécrétée par la thyroïde, chez la plupart des individus, sa production est maintenue dans le cadre de limites assez étroites. Toutefois, en fonction de l'exposition à des agents de stress plus ou moins virulents, la production de cette hormone peut croître.

Le pancréas

Le pancréas est situé derrière l'estomac, et a pour fonction de produire des sucs digestifs à destination des intestins. Toutefois, on observe à cet endroit de nombreuses grappes de cellules endocriniennes, enchâssées dans l'épaisseur des tissus pancréatiques, disposées comme les îlots d'un archipel, et qui sécrètent de l'insuline et du glucagon. Ces deux substances ont des actions complémentaires, qui visent à maintenir les taux de glucose dans le sang à un niveau normal. L'insuline diminue la quantité de sucre en encourageant les cellules sanguines à absorber un surcroît de glucose. De son côté, le cas échéant, le glucagon augmente ces mêmes niveaux de sucre, en mobilisant le stock assez considérable d'hydrates de carbone présents dans le foie, qu'il convertit en glucose.

Le stress a des effets notables sur la régulation de la quantité de sucre dans le sang. Mis à part ses effets sur l'augmentation de la sécrétion de cortisone décrits plus haut, l'adrénaline inhibe la sécrétion d'insuline, ce qui autorise, en cas de besoin, l'élévation du niveau de glucose contenu dans le sang. C'est là une réponse adaptée, qui s'inscrit dans le cadre de cette réaction plus générale, déjà évoquée, « de peur, de combat ou de fuite ». Grâce à cette réponse, la quantité d'énergie mise à la disposition de l'organisme augmente, ce qui lui permet de réagir correctement aux agents fauteurs de stress.

Les testicules et les ovaires

Les testicules et les ovaires jouent un rôle très important. Ces organes sécrètent des hormones endocriniennes (en sus de leur production de sperme et d'ovules). Chez les deux sexes, durant la période reproductrice de la vie, la fabrication et la délivrance des hormones sexuelles sont contrôlées par l'hypothalamus et l'hypophyse, un mode de contrôle tout à fait similaire à celui que ces deux glandes exercent, on l'a vu, sur les autres organes endocriniens.

On admet volontiers que le stress aigu aussi bien que le stress chronique peuvent affecter l'équilibre hormonal du système reproducteur féminin. Ainsi, en présence d'agents de stress, qu'ils soient de nature physique ou émotionnelle, les irrégularités du cycle menstruel n'ont rien d'exceptionnel, et vont de pair avec une perturbation ou une inhibition de l'ovulation. Ces effets résultent habituellement de déséquilibres au niveau de l'hypothalamus ou de l'hypophyse, dès l'instant où la hausse des niveaux de sécrétion de cortisone exerce un effet inhibiteur sur le cerveau.

Les facteurs psychosociaux, également générateurs de stress chez les hommes, sont généralement responsables d'épisodes de dysfonctionnement sexuel : mentionnons ici les difficultés d'érection ou l'éjaculation précoce. Même si les découvertes de la recherche laissent planer quelques incertitudes, on peut raisonnablement considérer que la production de sperme est affectée par les situations de stress chronique.

Le thymus

Le thymus est responsable de l'entretien et de l'activation d'un élément essentiel à la réponse immunitaire.

Bien qu'il soit communément admis que l'exposition au stress chronique diminue les capacités de réponse immunitaire de l'organisme, les mécanismes déclencheurs du phénomène ne nous sont pas clairement connus. Le stress a effectivement pour résultat d'augmenter les taux de stéroïdes en circulation dans l'organisme sécrétés par les glandes surrénales, comme la cortisone, mais ces stéroïdes induits par le stress psychologique restent, dans le sang, à des seuils largement inférieurs au niveau de concentration nécessaire à la production d'effets immunosuppresseurs mesurables. Il est vrai que l'on emploie, à des fins thérapeutiques, des stéroïdes de synthèse similaires à la cortisone, dans le but de supprimer la réponse immunitaire – comme, par exemple, pour prévenir une réaction de rejet après une transplantation d'organe –, mais les doses administrées dans ce type de cas sont énormes, comparées à celles que le corps produit naturellement.

Il est possible que ces taux de stéroïdes d'origine naturelle, quoique nettement inférieurs, finissent par provoquer un effet similaire, certes plus limité. Encore faudrait-il, pour vérifier cette hypothèse, que la délivrance de ces stéroïdes naturels se maintienne à ces niveaux relativement modestes sur une durée suffisamment longue. Le fait n'a jamais pu être démontré. Néanmoins, on a pu établir que, si l'exercice physique brutal supprime les réponses immunitaires normales, l'exercice physique modéré mais régulier, lui, les renforce. C'est pourquoi la plupart des formes d'activité physique, pratiquées sans aucune mesure, jouent un rôle d'agent nocif facteur de stress, alors que, lorsqu'on se contente d'y prendre plaisir, et surtout avec modération, elles améliorent l'état de santé et procurent un supplément de bien-être.

DEUXIÈME PARTIE
Le programme de trois mois

«La clé du succès : être motivé,
pratiquer régulièrement et avec assiduité,
conserver son ouverture d'esprit
et retenir les leçons de l'expérience.»

Le programme de trois mois

Ce programme de trois mois, conçu pour soulager le stress, est subdivisé en six parties de deux semaines chacune. Il s'ouvre sur une série d'étirements qui vont détendre votre corps et vous préparer aux autres postures.

Ce programme est adapté aux personnes de tous âges et de conditions physiques les plus diverses. Au début, vous éprouverez peut-être une certaine gêne, qui dépendra surtout de votre condition physique et de votre âge. Quoi qu'il en soit, les postures de base proposées au démarrage ont été conçues pour permettre à votre corps de s'adapter à ce programme d'exercices, et d'assouplir la raideur des articulations et toute la tension accumulée dans les membres. Au fur et à mesure que vous progresserez dans le programme de chaque quinzaine, les postures deviendront petit à petit plus exigeantes. Toutefois, si vous vous y consacrez quotidiennement, vous serez surpris de voir avec quelle rapidité vous allez acquérir une souplesse dont vous n'aviez pas l'habitude. La première quinzaine consiste en une séance de base de 30 minutes, que vous pouvez effectuer même si votre corps est très raide. Si, au début, vos muscles sont douloureux, faites preuve de patience. Faites suivre cette première série d'étirements, qui concerne la partie supérieure du corps, par une brève relaxation dans la position allongée, que l'on appelle la posture du cadavre (shavasana). Ensuite, vous poursuivrez par deux exercices respiratoires faciles, particulièrement bénéfiques pour apaiser le stress. Cette séance s'achève sur une méditation simple, qui vous aidera à préparer votre esprit à la pratique du yoga.

La deuxième quinzaine s'ouvre sur une série d'étirements supplémentaires, concernant cette fois la région lombaire. Si vous êtes gêné par une raideur dans les reins et dans les tendons du mollet (situés derrière le genou), vous pouvez commencer par ne pratiquer que la moitié de cette séquence, et progresser ensuite pour exécuter l'ensemble, une fois seulement que vous vous serez assoupli. Le reste de la séance est identique au contenu de la première quinzaine, et vous prendra un total de 40 minutes.

Au cours de la troisième quinzaine, vous apprendrez l'un des asanas classiques les plus importants, la posture sur les épaules, et la série de postures qui l'accompagne. Ensuite, vous allez pratiquer une technique de relaxation, et vous continuerez par deux exercices de respiration courants (pranayamas) faits pour apaiser le stress, identiques à ceux de la première quinzaine. Vous achèverez cette séance sur deux autres pranayamas, shitali et shitakari, suivis par une méditation qui va vous aider à atteindre un état de plus profonde relaxation.

La quatrième quinzaine s'ouvre sur la posture de la flexion avant et par la demi-posture sur la tête, suivie par la posture de l'enfant. Ces postures, où votre tête repose sur le sol, soulagent très bien le stress. Ensuite, vous allez répéter les exercices respiratoires de la première quinzaine, nadi-sodhana et ujjayi, avant de conclure sur une méditation. Cette séance-ci vous prendra 45 minutes.

La cinquième quinzaine est centrée sur une forme d'exercice plus complet et plus énergique, les douze salutations au soleil. Vous combinerez cette séquence avec une forme d'exercice respiratoire plus tonique, kapalabhati, qui remplacera les deux pranayamas précédents, shitali et shitakari. Vous terminerez avec la méditation des semaines 1 et 2, suivie par un nouvel exercice de méditation.

Au cours de la dernière quinzaine, vous allez pouvoir étoffer votre pratique, en passant de deux salutations au soleil à quatre. Vous allez continuer par les mêmes exercices respiratoires que ceux de la quinzaine précédente, mais vous remplacerez cette méditation par une forme de relaxation plus approfondie, le yoga-nidra. L'ensemble de cette séance vous prendra environ 1 heure 15 minutes.

Lors du premier apprentissage de ces postures, vous vous faciliterez les choses en vous concentrant bien sur chaque étape, l'une après l'autre. Au bout de quelques mois de pratique, vous vous apercevrez que vous avez mémorisé ces séquences. Lorsque vous pratiquez ces postures, ne vous laissez pas tenter par l'envie de brûler les étapes. Il importe de respirer lentement et profondément à chaque stade de chaque posture. Tout au

COMMENT ORGANISER VOTRE PRATIQUE QUOTIDIENNE

Lorsque vous vous organisez pour votre pratique quotidienne, vous pouvez débuter par les étirements des épaules et par les mouvements du cou des semaines 1 et 2 (voir p. 38-49), suivis par les étirements lombaires des semaines 3 et 4 (voir p. 58-67). Allongez-vous en position de shavasana (voir p. 50) pendant 3 minutes et continuez par deux à quatre cycles de salutations au soleil (voir p. 106-107). Poursuivez par la posture sur les épaules (p. 70-75) et les séries du cobra (p. 92-93), en prenant quelques minutes de détente dans la position shavasana entre chaque série de postures. Pour conclure, choisissez deux ou trois pranayamas. Reposez-vous en position de shavasana pendant au moins 10 minutes, en vous recouvrant d'une couverture.

long de ce programme, plusieurs exercices respiratoires vous sont proposés dans le but de vous apprendre à respecter cette progression. Tous les asanas principaux comportent quatre étapes : une étape préparatoire à la posture, par le relâchement du corps ; une étape où l'on adopte la posture, et où on la tient, tout en respirant lentement et profondément ; une étape où l'on effectue, dans la posture, des mouvements contrôlés, en rythme avec la respiration ; et une dernière étape où l'on quitte la posture.

Avec du bon sens et de la persévérance, grâce à une pratique assidue et régulière, vous pourrez vous servir de ce programme de trois mois, complet et détaillé, non seulement pour vous aider à apaiser votre stress, mais aussi pour en prévenir le déclenchement.

Chapitre 3

SEMAINES 1 ET 2

Trois groupes d'exercices forment la base de votre pratique quotidienne du yoga. Ce sont neuf étirements simples, une série horizontale, une série diagonale et une série verticale (voir p. 38-45), qui étirent tout le torse, tonifient le corps, et préparent au reste des postures. Poursuivez par 2 à 3 minutes de relaxation allongé par terre, dans la posture du cadavre (voir p. 50). Puis asseyez-vous et effectuez des exercices respiratoires, suivis d'une méditation simple. Cette séquence prend un peu plus de 30 minutes. Vous pouvez l'exécuter le matin, idéalement avant le petit déjeuner, et en soirée, 30 minutes avant le repas ou 2 heures après avoir dîné tôt. Gardez toujours ceci présent à l'esprit : ne forcez jamais pour arriver à une position, ne la prolongez jamais au point de provoquer une gêne. La voie du yoga n'est pas la compétition, même pas avec vous-même. La douleur est un avertissement ! Pendant ces exercices, soyez attentif à votre souplesse et à votre forme. Un effort lent mais constant apporte des résultats durables. Inspirez et expirez toujours par le nez, jamais par la bouche. Cela procure un meilleur contrôle de la respiration, et conserve l'énergie, le prana. Coordonnez respiration et mouvements, et conservez chaque posture environ 5 secondes, soit en retenant votre souffle après avoir inspiré, soit en respirant normalement après avoir expiré.

Étirements pour soulager le stress

L'une des régions où s'accumule principalement la tension physique se situe entre les épaules et dans la nuque. En contractant et en étirant ces régions, vous pourrez relâcher cette tension accumulée.

Si vous êtes débutant, ou si vous rencontrez la moindre difficulté pour adopter la position du demi-lotus, n'essayez pas. À la place, asseyez-vous dans une position simple, les jambes croisées. Souvenez-vous de bien garder le dos droit.

Effectuez ces neuf postures, par séries de trois, comme indiqué dans ces pages. Chaque série comporte trois étirements, un vertical, un horizontal et un diagonal, ainsi qu'une contraction, de manière à bien faire travailler tout le torse.

Au cours de la première semaine, pratiquez les étirements vertical et horizontal trois fois chacun, et les étirements en diagonale deux fois de chaque côté. À partir de la deuxième semaine, passez respectivement à quatre et trois fois chacun.

Étirement vertical I

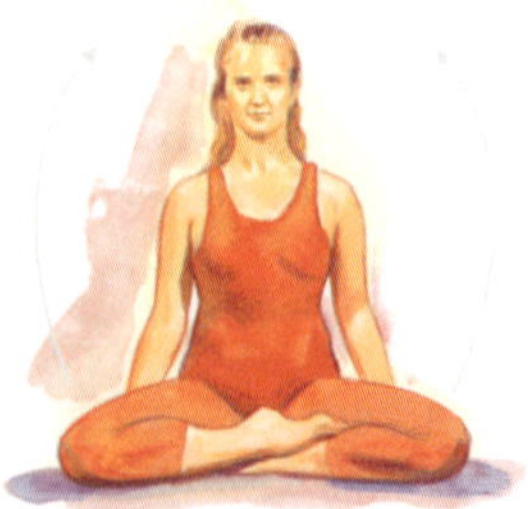

1 Pour vous mettre en demi-lotus, pliez le genou droit et ramenez le pied sur le dessus de la cuisse gauche. Pliez le genou gauche, ramenez le pied gauche sous la cuisse droite. Vous pouvez aussi vous asseoir dans n'importe quelle position confortable, avec le dos, les épaules et la nuque bien droits, mais sans raideur. Laissez les bras relâchés de part et d'autre du torse. Relâchez les épaules et les bras en les faisant rouler lentement.

2 Paumes tournées vers le ciel, levez lentement les bras, en inspirant. Joignez les deux paumes pour les placer l'une contre l'autre au-dessus de la tête, pouces croisés. Maintenez cet étirement vers le haut. Gardez la position 5 secondes, en retenant votre souffle. Lentement, abaissez les bras, en expirant. Répétez l'opération trois fois. Relâchez-vous.

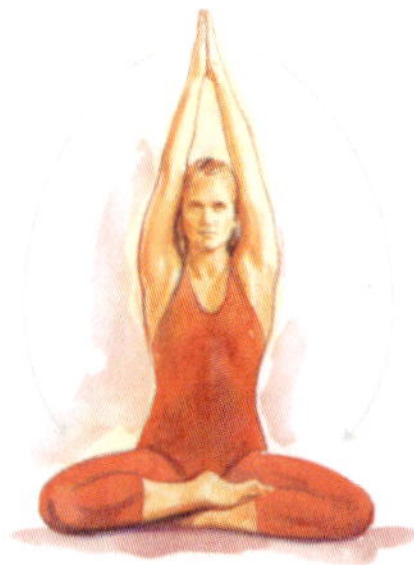

Étirement horizontal I

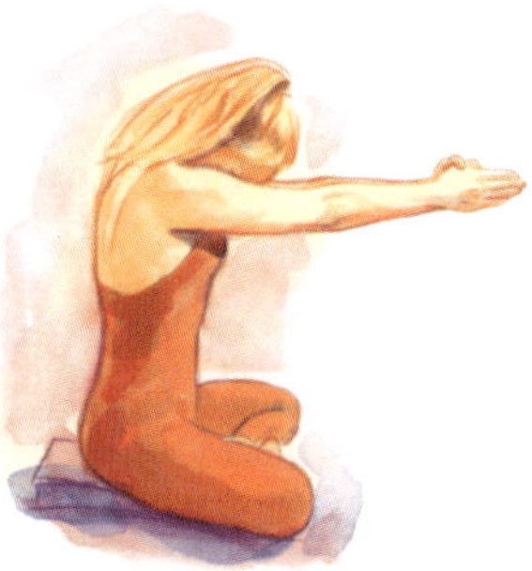

1 Étirez les bras devant vous, à la hauteur des épaules, paumes jointes, pouces croisés, en appuyant le menton contre la poitrine. Maintenez le dos droit. Gardez les bras étirés vers l'avant, en respirant normalement.

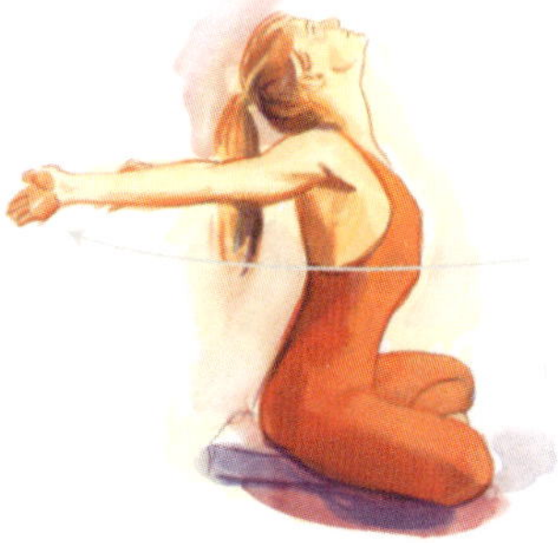

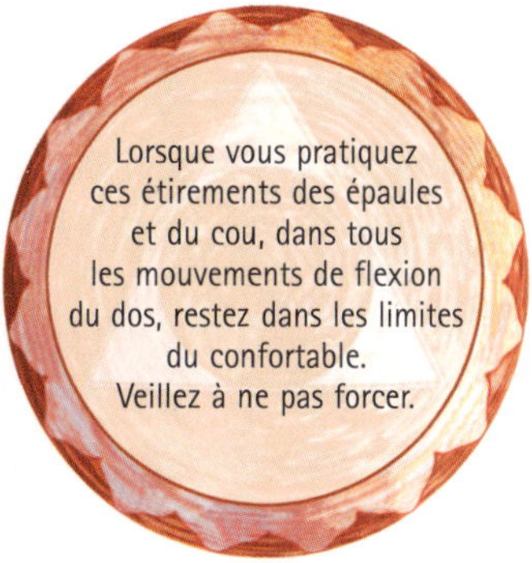
Lorsque vous pratiquez ces étirements des épaules et du cou, dans tous les mouvements de flexion du dos, restez dans les limites du confortable.
Veillez à ne pas forcer.

2 En inspirant, écartez les bras vers l'arrière, en levant la tête, et en regardant en l'air. Retenez votre souffle 5 secondes, pour sentir vos épaules et les muscles du cou se contracter.

3 Étirez les bras vers l'avant, en expirant. Inclinez la tête en avant, en appuyant le menton contre la poitrine, et tout en gardant le dos droit. Recommencez encore deux fois, puis relâchez-vous.

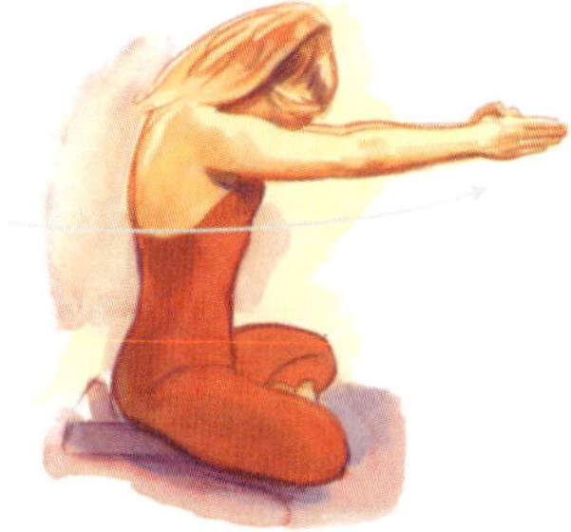

Étirement diagonal I

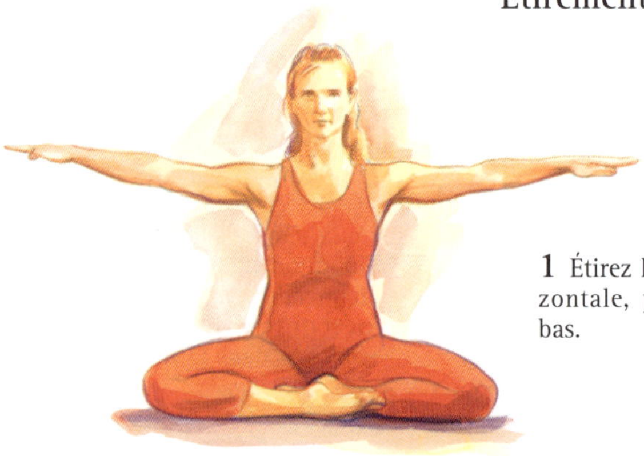

1 Étirez les bras à l'horizontale, paumes vers le bas.

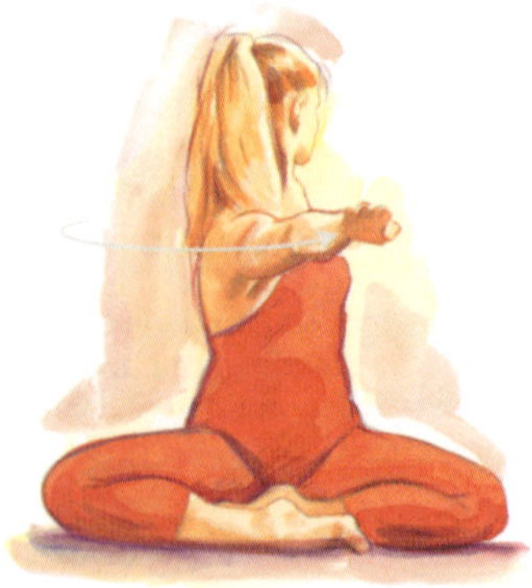

2 Faites pivoter le torse vers la gauche, en inspirant, et tournez la tête vers la main gauche. Gardez les bras au niveau des épaules, à l'horizontale. Maintenez cette position en respirant pendant 5 secondes.

3 En expirant, pivotez sur la droite, comme précédemment sur la gauche, en regardant votre main droite, et respirez pendant 5 secondes. Ensuite, pivotez vers la gauche, en inspirant, comme dans l'étirement diagonal deux. Recommencez deux fois de chaque côté. Revenez face à vous, en inspirant, et abaissez les bras, en expirant. Entre chacune des étapes 1, 2 et 3, relâchez-vous.

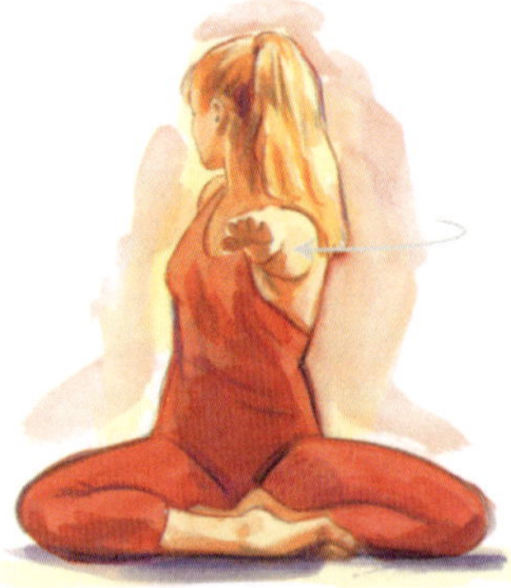

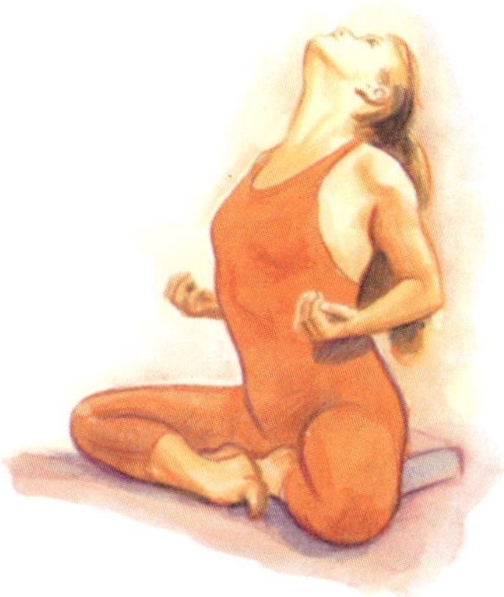

Étirement horizontal II

1 Asseyez-vous, bien droit, dans une position confortable, les coudes à hauteur des aisselles et les avant-bras parallèles au sol. Respirez normalement. Amenez les coudes vers l'arrière, en inspirant, et en basculant la tête en arrière. Retenez votre respiration pendant 5 secondes, en rapprochant les coudes, pour sentir une contraction au milieu des épaules et dans la nuque.

CONSEILS

Retenez les points suivants : Pour votre pratique du yoga, essayez de réserver un moment de la journée, toujours le même, avant le petit déjeuner, ou 2 heures après un repas léger.

•

Si vous avez envie de prendre une douche après, attendez 15 minutes.

•

Ne poussez jamais au-delà de vos limites. En forçant, ou en exécutant un mouvement trop vite, vous pourriez provoquer l'élongation d'un muscle.

•

Si vous vous faites mal, massez doucement la région concernée et renoncez à la posture en cause, le temps d'une journée. Massez l'endroit douloureux plusieurs fois par jour, jusqu'à disparition de la douleur. Lorsque vous vous sentez prêt, reprenez la posture, en douceur.

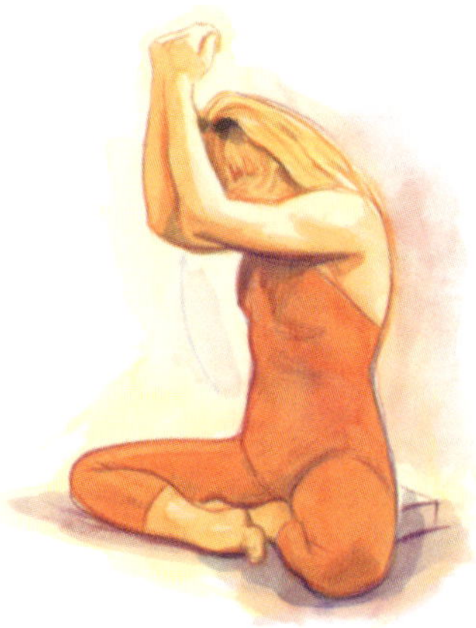

2 Levez les coudes à hauteur des épaules, en expirant. Placez le menton contre la poitrine, en gardant le dos droit, et essayez de réunir les coudes. Respirez 5 secondes, pour sentir l'étirement de votre nuque et de vos épaules. Recommencez trois fois. Baissez les bras et relâchez-vous.

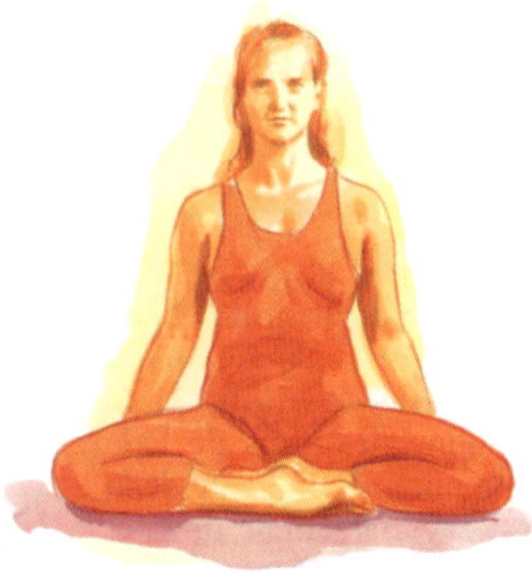

Si vous souffrez d'hypertension artérielle ou d'épilepsie, ne retenez jamais votre respiration en pratiquant vos exercices de yoga.

Étirement vertical II

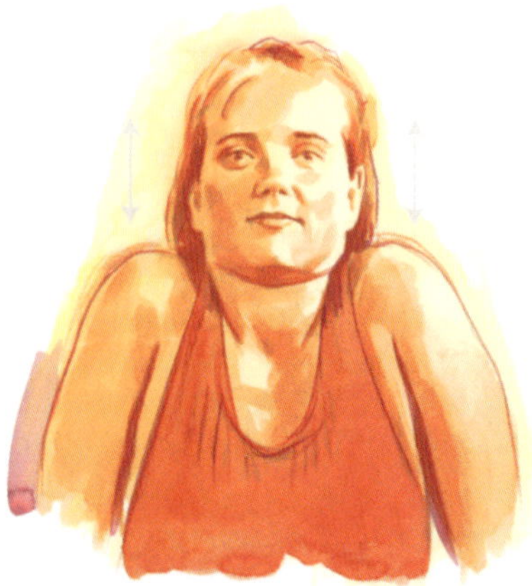

Asseyez-vous, jambes croisées, les bras relâchés sur les côtés. Relevez les épaules et, en inspirant, amenez-les au contact du cou. Dans cette position, retenez votre respiration pendant 5 secondes, puis abaissez lentement les épaules, en expirant. Recommencez trois fois. Puis relâchez-vous.
Si vous êtes débutant, vous pouvez retenir votre respiration quelques secondes après avoir inspiré, mais jamais après avoir expiré.

CONSEILS

Appliquez les conseils suivants :
Sur les mouvements vers l'avant, ou lorsque vous vous penchez en avant, expirez.

•

Sur les mouvements vers l'arrière, ou quand vous vous étirez vers l'arrière, inspirez.

•

Quand vous tenez une posture, respirez posément, sans à-coups.

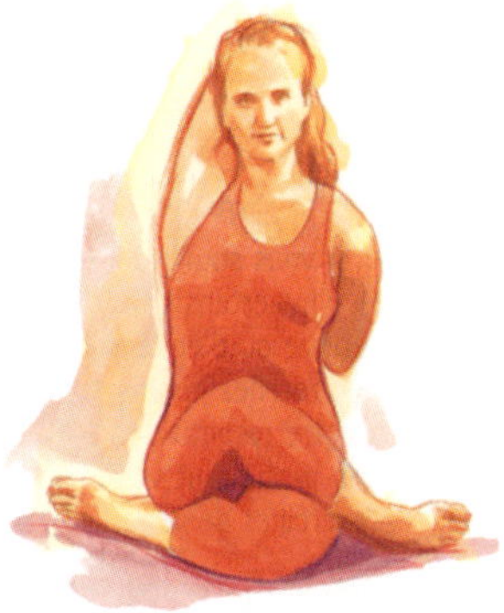

Étirement diagonal II

1 Asseyez-vous dans une position confortable, jambes croisées.
Vous pouvez essayer la posture gomukhasana (ci-contre, à gauche). Repliez le genou gauche et placez le talon gauche à côté de la hanche droite. En ramenant la jambe droite par-dessus la cuisse gauche, essayez d'aligner les deux genoux l'un au-dessus de l'autre, puis placez le talon droit à côté de la hanche gauche. Levez le coude droit et baissez le coude gauche, en essayant de faire se toucher les doigts dans le dos (si possible, entrecroisez-les).

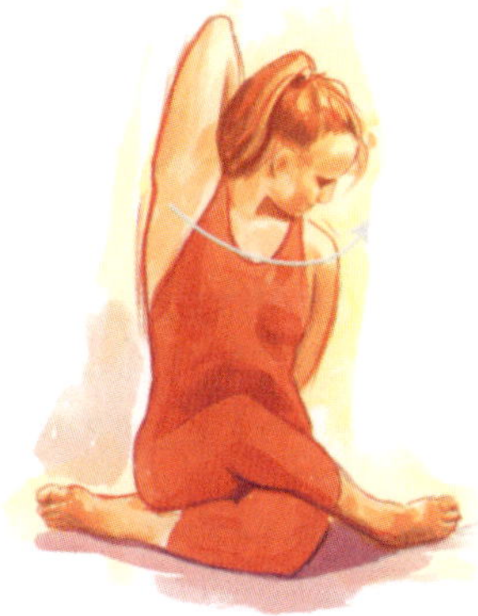

2 Pivotez sur la gauche, aussi loin que possible, en inspirant, et regardez votre épaule gauche. Gardez la position et retenez votre respiration pendant 5 secondes.

3 Pivotez sur la droite, en expirant, et regardez votre coude droit, en respirant pendant 5 secondes. Recommencez deux fois de chaque côté. Puis revenez face à vous, en inspirant, et baissez les deux mains, en expirant. Relâchez les poignets, les avant-bras, les coudes et les épaules.

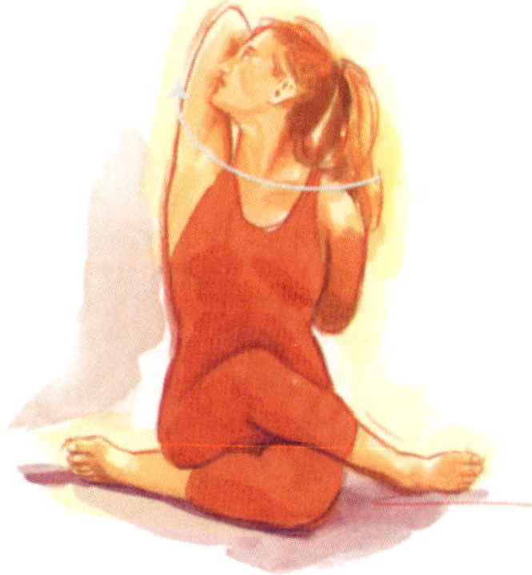

Étirement vertical III

1 Levez les bras, les mains accrochées l'une à l'autre. Étirez-vous vers le haut en inspirant, et retenez votre respiration pendant 5 secondes.

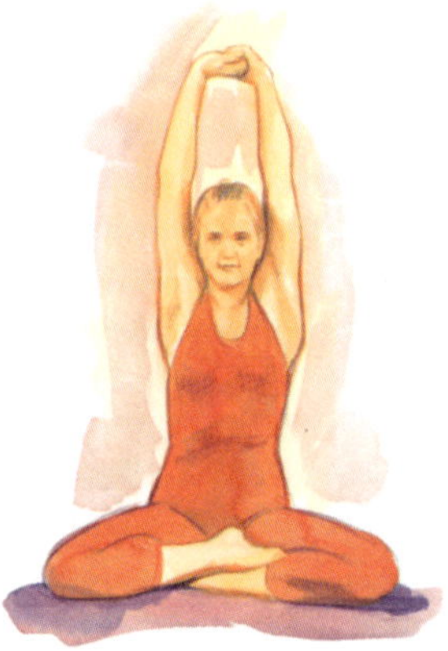

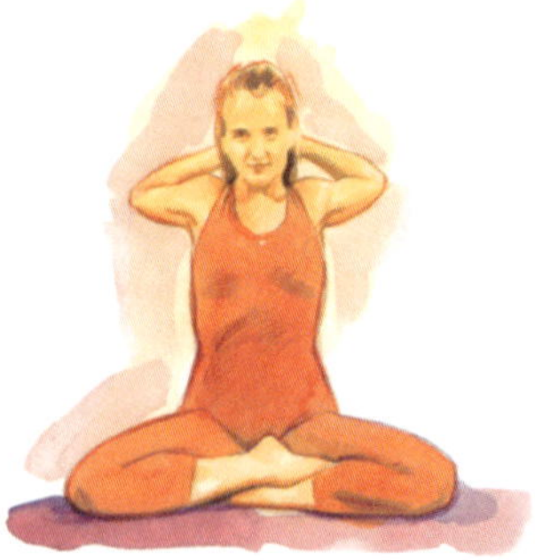

2 Repliez les coudes et ramenez les mains accrochées l'une à l'autre derrière la tête, en expirant. Respirez pendant 5 secondes, en repoussant les coudes vers l'arrière, pour sentir les muscles des épaules se contracter et le torse s'étirer. Recommencez trois fois.

Étirement horizontal III

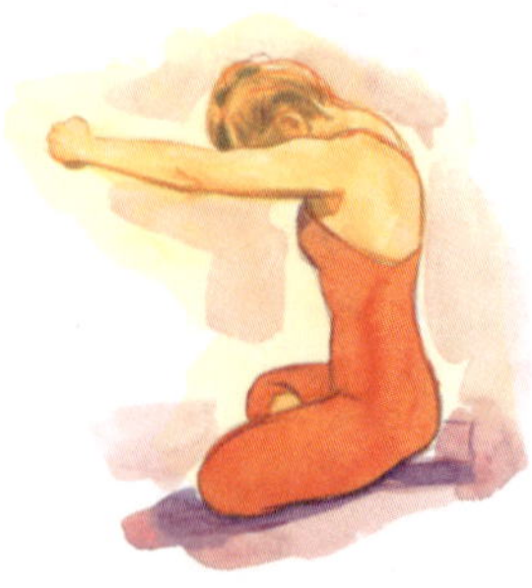

1 Vous devez pratiquer cet étirement trois fois. Les bras vers l'avant, à hauteur des épaules, les doigts croisés, appuyez le menton contre la poitrine, pour bien étirer les muscles du cou. Étirez les bras en avant, en inspirant, et retenez votre respiration pendant 5 secondes.

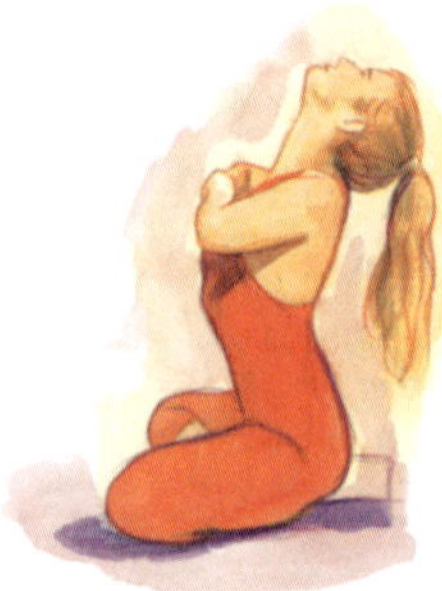

2 Les doigts croisés, repliez les coudes, ramenez les poings contre la poitrine, en expirant, et penchez la tête en arrière. Respirez pendant 5 secondes, en poussant les épaules vers l'arrière, pour sentir se contracter les muscles du cou et la ligne médiane entre les épaules. Répétez l'étape 1.

Étirement diagonal III

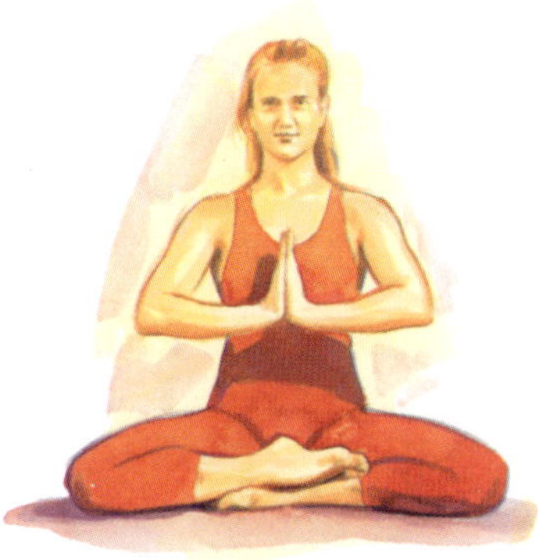

Joignez les paumes contre la poitrine, les coudes parallèles au sol. Pivotez vers la gauche, en inspirant, et regardez votre épaule gauche. Retenez votre respiration pendant 5 secondes. Pivotez vers la droite, en expirant, et regardez votre épaule droite. Respirez pendant 5 secondes. Recommencez deux fois de chaque côté. Revenez face à vous, en inspirant. Baissez les bras, en expirant et en vous relâchant.

CONSEILS

Lorsque vous pratiquez ces étirements et les autres asanas, retenez ces conseils :

Ne passez pas d'une posture à une autre sans observer une pause de 5 secondes.

•

Dans chaque position, quand vous pivotez vers la gauche ou vers la droite, poussez votre mouvement un petit peu plus loin, tout en retenant votre respiration, ou même en respirant librement.

•

Entamez et terminez les mouvements verticaux et horizontaux avec les bras en position étirée.

•

Si vous sentez une crampe, arrêtez vous immédiatement et massez doucement la région douloureuse jusqu'à ce que la gêne disparaisse, puis reprenez.

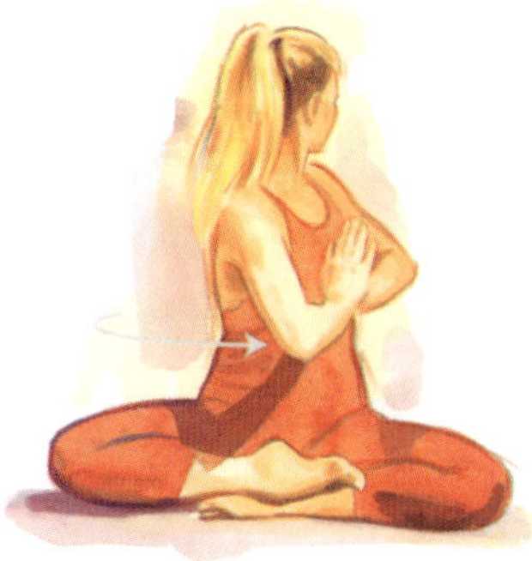

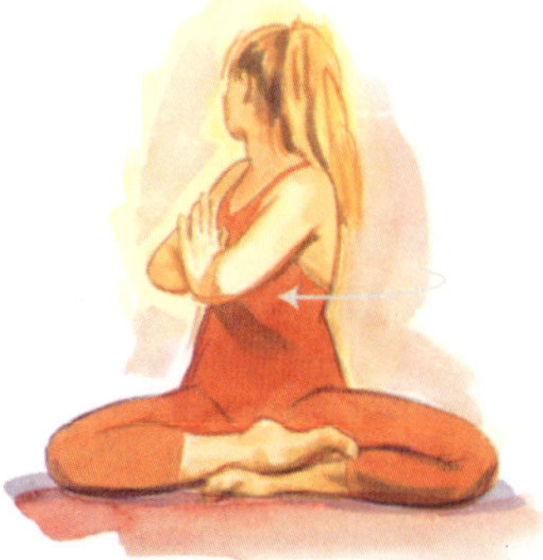

Mouvements du cou

Cette combinaison de mouvements du cou vous aidera à soulager le stress. Chaque fois que vous sentirez ses effets s'accumuler dans les muscles du cou et des épaules, essayez ces étirements.

Après avoir effectué une série d'étirements touchant à la partie supérieure du corps, vous pouvez poursuivre avec ces quatre exercices d'étirement du cou.

Quand vous êtes stressé, vous respirez plus superficiellement. En revanche, en respirant profondément sur chaque mouvement, vous entraînerez vos poumons à respirer convenablement.

En cas d'arthrite des vertèbres cervicales ou d'arthrite rhumatoïde, ne pratiquez les mouvements du cou que sous la conduite d'un thérapeute du yoga.

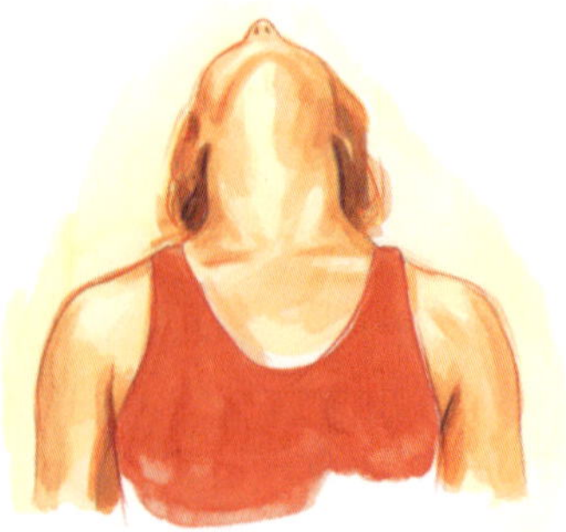

Étirement du cou I

1 Asseyez-vous dans une position confortable, les épaules et le dos droit, les bras relâchés sur les côtés. Détendez les muscles des épaules et du cou. Respirez normalement. Inclinez la tête en arrière, en inspirant.

2 En expirant, ramenez la tête complètement vers l'avant (sans courber le corps en avant), jusqu'à ce que le menton vienne s'appuyer contre la poitrine. Gardez les épaules relâchées. Recommencez deux ou trois fois. Puis relevez la tête, en inspirant. Expirez et relâchez-vous.

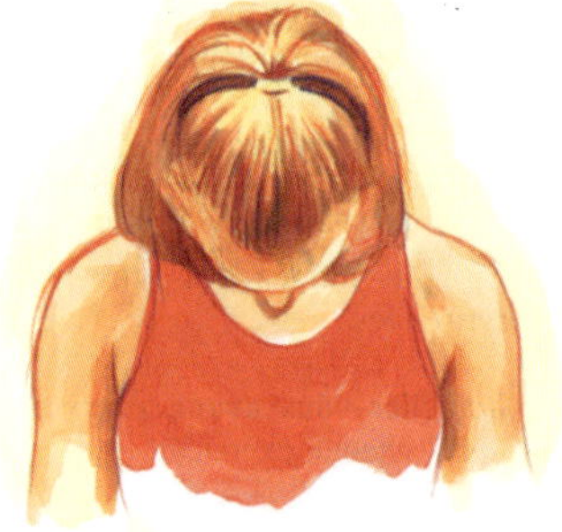

Étirement du cou II

Regardez devant vous. Tournez la tête sur la gauche, aussi loin que possible, en inspirant, puis complètement sur la droite, en expirant. Recommencez deux ou trois fois de chaque côté, chaque mouvement prenant environ 5 secondes. Puis revenez face à vous, en inspirant. Expirez et relâchez-vous.

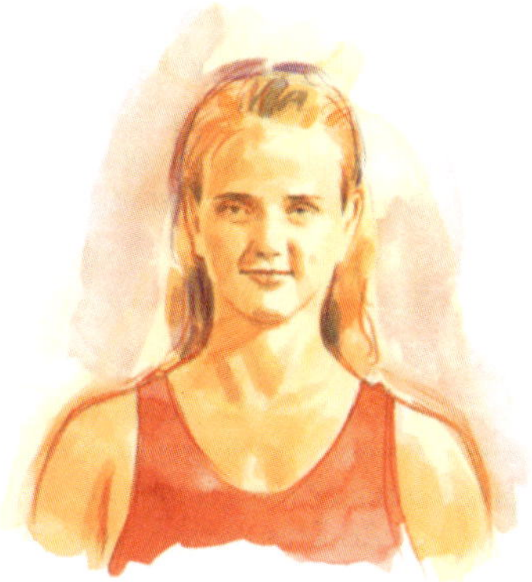

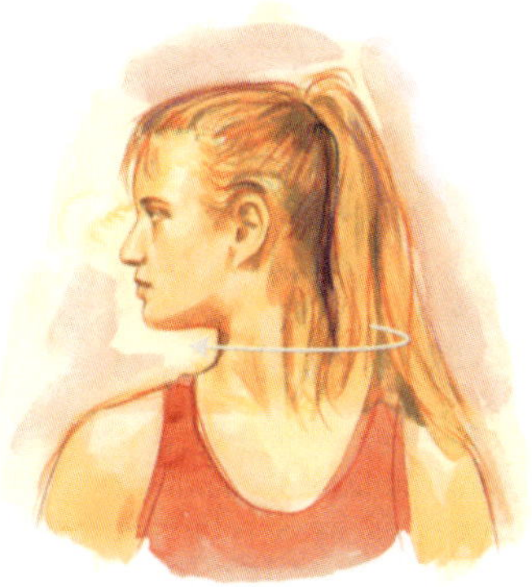

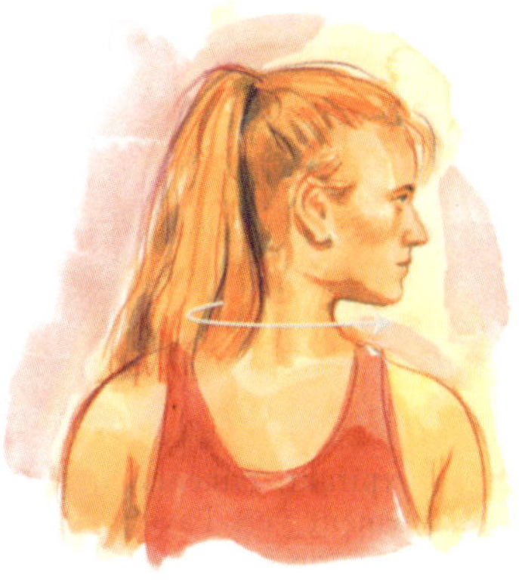

CONSEILS

Chaque fois que vous pratiquez les asanas et les exercices respiratoires :

Portez toujours des vêtements amples et confortables.

•

Pour conserver votre paix intérieure, gardez les yeux fermés.

•

Si vous portez des lunettes, retirez-les.

•

Relâchez-vous avant, entre et après chaque exercice.

Étirement du cou III

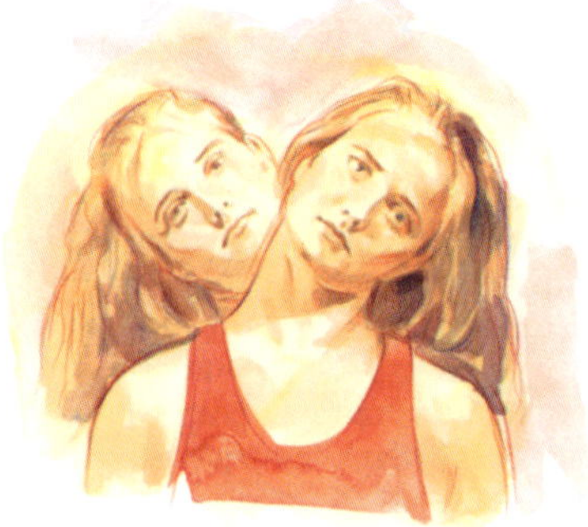

1 Regardez devant vous. Inspirez profondément. Inclinez la tête vers l'épaule gauche, en expirant, sans tourner la tête et sans relever l'épaule gauche. Relevez la tête, en inspirant, et baissez la tête vers la droite, en expirant. Recommencez deux ou trois fois de chaque côté. Relevez la tête en inspirant, puis expirez. Relâchez-vous.

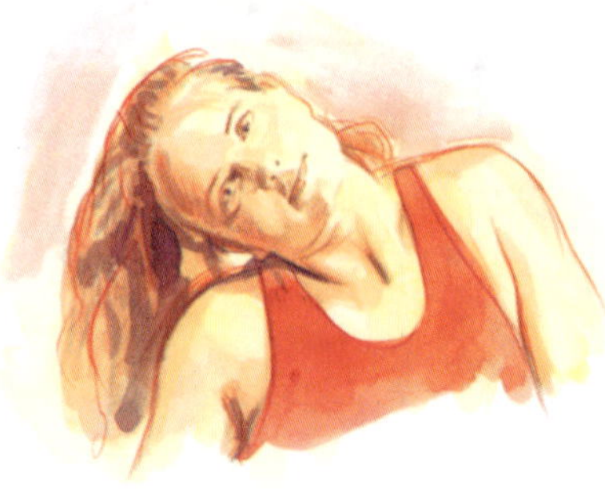

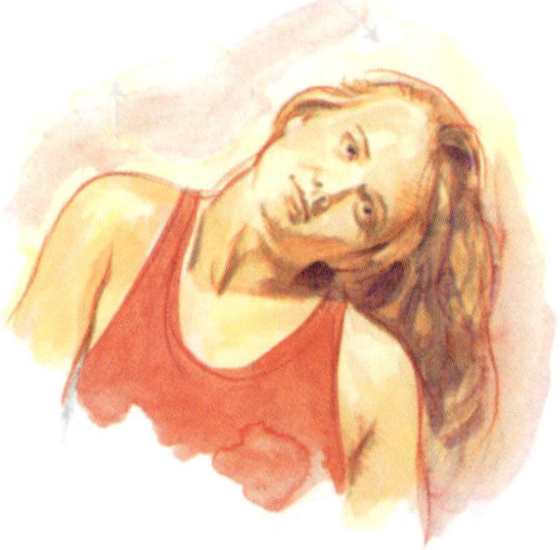

2 Effectuez les mêmes mouvements qu'à l'étape 1, mais lorsque vous inclinez la tête vers la gauche, relevez l'épaule droite aussi près que possible de votre cou, tout en gardant l'épaule gauche à l'horizontale. Recommencez de l'autre côté.

Rotation de la tête

Regardez devant vous. Inspirez profondément. En expirant, inclinez la tête vers l'avant jusqu'à ce que le menton s'appuie contre la poitrine. Déplacez doucement la tête, dans un mouvement circulaire à partir de la gauche, en inspirant, jusqu'à ce que la tête bascule en arrière. Puis continuez de la faire rouler dans la même direction, tout en expirant, jusqu'à ce que le menton revienne s'appuyer contre la poitrine. Avant de relever la tête, étirez légèrement la nuque, tout en inspirant, puis expirez. Inspirez de nouveau, baissez la tête, en expirant, et appuyez le menton contre la poitrine. Répétez la séquence en sens inverse, puis deux fois dans le même sens. Relâchez-vous.

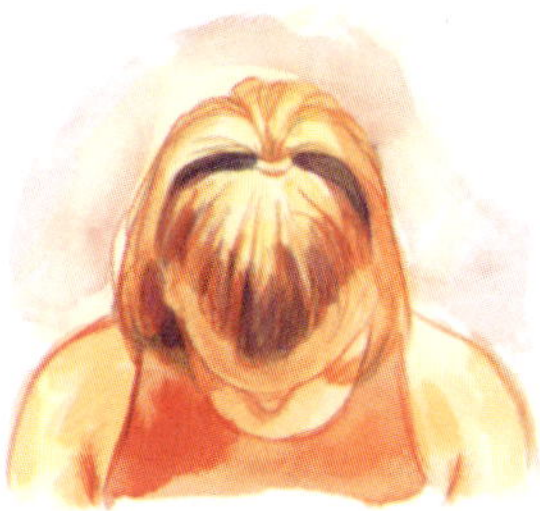

1

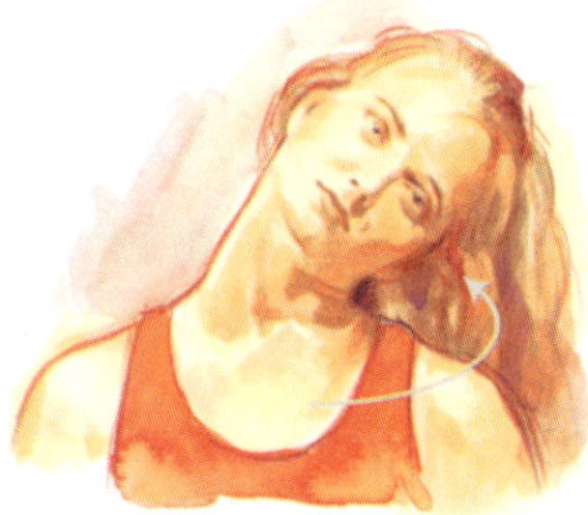

2

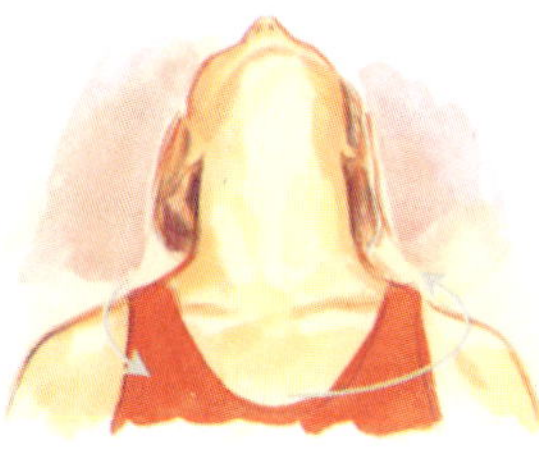

3

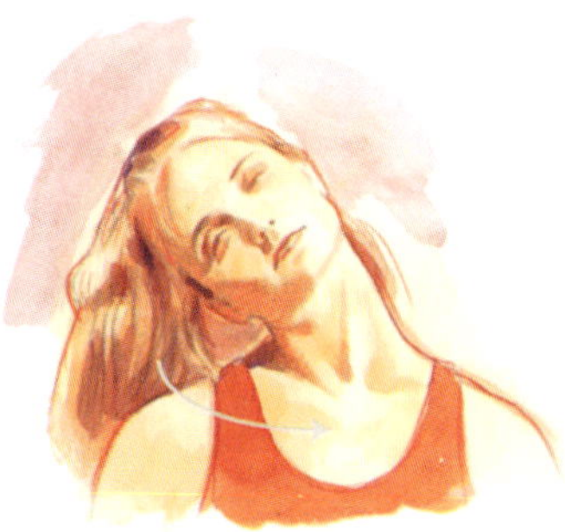

4

Exercices respiratoires

Deux exercices respiratoires bien précis, pratiqués régulièrement, soulagent et préviennent le stress. Ce sont le nadi-sodhana, ou la respiration alternée par les narines, et l'ujjayi, ou la respiration par les deux narines, qui s'effectue en contractant légèrement les muscles internes de la gorge.

Effectuez ces deux exercices à part, en commençant par le nadi-sodhana, avant l'ujjayi, ou encore, après une première série d'étirements et vous être relâché pendant 3 minutes dans la posture shavasana (la posture du cadavre, voir ci-dessous).

RESPIRATION PROFONDE

Chaque fois que vous vous sentez tendu, inspirez profondément, en laissant l'abdomen se dilater doucement, puis expirez lentement, en le laissant se contracter. C'est ainsi que l'on respire naturellement. Ne relevez pas la poitrine en inspirant. Respirez profondément une demi-douzaine de fois, en inspirant et en expirant. Puis respirez normalement pendant 1 minute. Répétez le cycle.

Shavasana est la posture classique de la relaxation. Pratiquez-la entre les différentes séquences pendant au moins 3 minutes. Après une séance complète de yoga, relaxez-vous dans cette position 10 à 15 minutes, après quoi votre esprit devrait être complètement calme et plongé dans une paix intérieure.

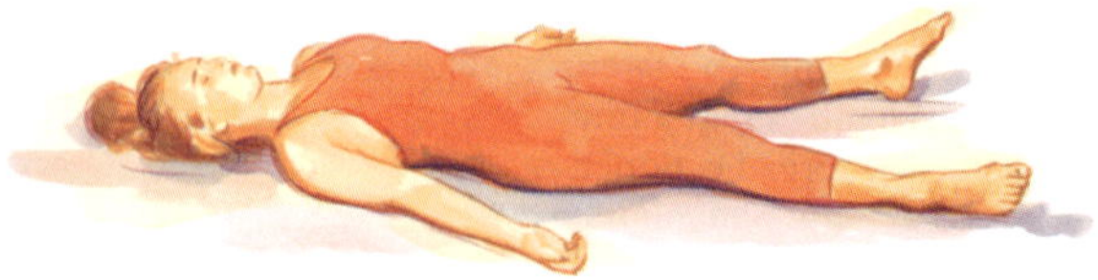

La posture du cadavre – SHAVASANA

Allongez-vous sur le dos, les bras sur les côtés, les paumes vers le ciel, les jambes légèrement écartées, et les yeux clos. Respirez par les narines, en laissant votre respiration s'écouler au rythme de vos poumons. Sentez-vous en paix, reposé. Ayez conscience de relaxer tout le corps. Lorsque vous pratiquez cette posture, au bout d'un temps assez court, votre conscience flotte doucement dans votre corps. Imaginez une sensation de bien-être, le prana, ou force vitale, parcourant doucement tout l'organisme, revitalisant les cellules et les organes.

La respiration alternée par les narines

Nadi-sodhana signifie « purification » *(sodhana)* des « influx nerveux » *(nadis)*. Les nadis sont, métaphoriquement, les conduits nerveux du corps énergétique à travers lesquels circule le prana, ou l'énergie vitale.

Le but de cet exercice respiratoire est de neutraliser la tension physique et mentale. En régulant la respiration, en la rendant plus profonde et plus longue, vous libérez la tension des nadis, vous calmez votre mental, et vous vous sentez relaxé.

La narine gauche (le côté passif) est le chemin du nadi appelé ida ; la narine droite (le côté dynamique), celui du pingala. Leur interaction, les deux influx passant d'une narine à l'autre, se reflète dans la respiration. Lorsque vous êtes dans un état de tension physique et mentale, votre respiration se fait superficielle et spasmodique, tandis que lorsque vous avez l'esprit calme et le corps détendu, le flux de la respiration est égal et doux.

Le mudra nadi-sodhana

Dans le nadi-sodhana, vous adoptez une position particulière de la main, ou mudra. Placez l'index et le médius au milieu du front, entre les sourcils. Placez le pouce sur la narine droite, l'annulaire et l'auriculaire sur la narine gauche.

Dans ce mudra, chaque doigt a une signification particulière. Le pouce représente la culture du pouvoir de la volonté, l'index représente le « je », ou le moi, et le médius, l'Absolu ou l'être spirituel ; l'annulaire ; la maturité des émotions, et l'auriculaire, la maîtrise de l'esprit. La juxtaposition du médius et de l'index symbolise l'union du moi avec l'Absolu, ou la pure conscience.

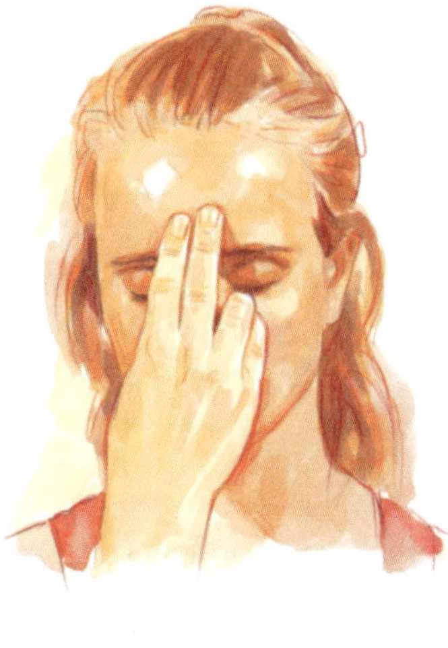

CONSEILS

Avant de pratiquer le pranayama, dégagez vos narines de toute mucosité ; videz votre vessie et vos intestins.

Pratiquez le pranayama 2 heures après avoir mangé, ou encore avant le repas.

Après le dernier exercice, restez assis immobile pendant au moins 2 minutes, en respirant normalement.

Un cycle de nadi-sodhana

Asseyez vous confortablement, par exemple dans la posture facile (voir p. 85). Adoptez la position de la main indiquée ci-dessus (voir p. 51). Placez le médius et l'index au milieu du front, entre les sourcils. Appuyez doucement sur la narine droite avec le pouce droit. Posez délicatement le bout de l'annulaire et de l'auriculaire sur la narine gauche. Inspirez profondément par la narine gauche, en vous attachant à percevoir, grâce aux terminaisons nerveuses situées à l'intérieur du nez, la fraîcheur de votre souffle dans la narine supérieure et plus haut encore, jusque dans l'intérieur du crâne.

Appuyez sur la narine gauche, retirez le pouce de la narine droite, et expirez lentement et profondément, en vous attachant à percevoir la chaleur de votre souffle à l'intérieur de la narine droite. Inspirez par la narine droite, en vous attachant à capter la fraîcheur de votre souffle, comme précédemment, et expirez par la gauche, en percevant la chaleur de votre souffle. Répétez ce cycle cinq fois, jusqu'à atteindre un total de six. Baissez la main et respirez naturellement pendant 1 minute.

Inspirez lentement et profondément, expirez lentement et complètement, en insistant sur l'expiration.

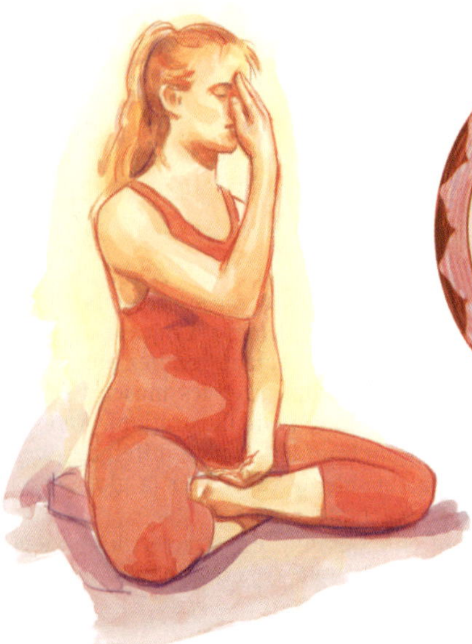

Évitez absolument de retenir votre souffle si vous souffrez d'hypertension artérielle ou d'épilepsie. De façon générale, pour maîtriser votre stress, ne retenez pas votre respiration : cela ne peut qu'ajouter de la tension.

Le souffle victorieux

UJJAYI

Ujjayi est le second pranayama très efficace contre le stress. Ce terme signifie la « maîtrise » *(jaya)* de l'« élévation du niveau d'énergie » *(ud)*. Lorsque vous êtes tendu, il vous arrive d'avoir le réflexe d'avaler de l'air, dans l'espoir que cela va apaiser votre tension. Si vous voulez vous libérer de cette tension du plexus solaire ou de l'abdomen, ayez plutôt recours à ce pranayama.

Ujjayi est un pranayama d'échauffement du corps, qui aide à éliminer le phlegme. Il renforce également les systèmes nerveux et digestif.

Ce pranayama apaise le mental et réduit l'anxiété. Il est simple à exécuter, et il a un effet calmant naturel, même après 2 ou 3 minutes de pratique seulement. Respirer la glotte légèrement contractée allonge le souffle naturellement et le ralentit sans effort.

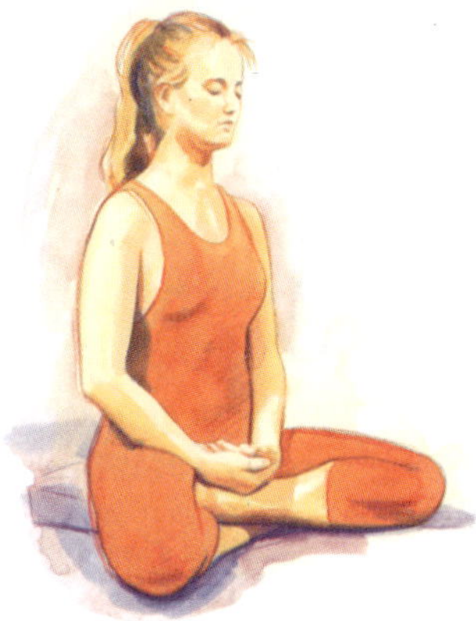

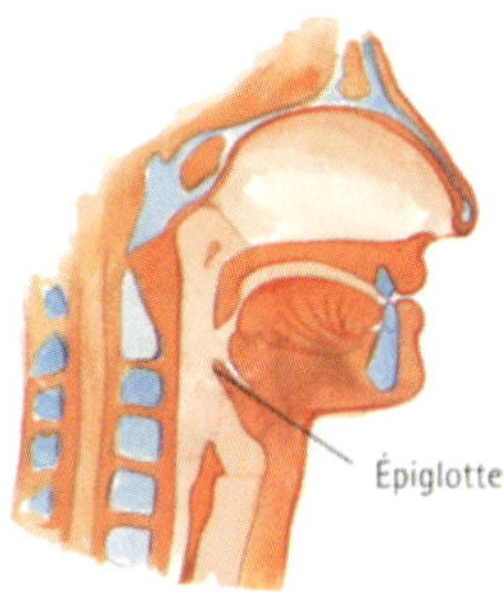

Asseyez-vous confortablement. Contractez la glotte, ou les muscles situés autour de l'orifice de la trachée. Inspirez profondément. Concentrez-vous sur votre gorge. Vous allez entendre un léger sifflement. Expirez aussi lentement que vous le pouvez, mais, cette fois, contractez les muscles situés un peu plus haut, dans la région de l'épiglotte (voir illustration). Remarquez que votre respiration fait à présent un bruit légèrement différent. Avec suffisamment de pratique, vous serez capable de contracter la glotte correctement, tout en ne la fermant que légèrement.

Faites cela six fois, en inspirant et en expirant. Décontractez la gorge et respirez un moment. Répétez trois cycles complets, pour atteindre un total de quatre.

Méditation sur la paix et la liberté

Dans la méditation, vous visez à prendre conscience d'une paix intérieure, pour vous sentir libéré de tout ce qui entrave cette paix. Méditation ne signifie pas seulement contemplation : c'est aussi un processus de guérison. «Méditation» dérive du latin *mederi*, « guérir ». Il s'agit en l'occurrence de «guérir» un problème mental causé par le stress psychologique, tout d'abord par le calme intérieur, pour ensuite, l'esprit apaisé, considérer le problème, sa cause et le moyen de le résoudre.

Dans la première quinzaine du programme, vous pouvez apprendre cette pratique de méditation de base, et l'exécuter en troisième partie de la séquence d'ouverture, en commençant par les neuf étirements (voir p. 38-45) et les deux exercices respiratoires (p. 50-53).

L'idéal est de pratiquer cette méditation après les étirements et les exercices respiratoires, avant le petit déjeuner ou après vos activités de la journée, deux fois par jour. Mais vous pouvez aussi pratiquer cette méditation séparément, à un autre moment, et plus longuement si vous le souhaitez.

Après les pranayamas nadi-sodhana et ujjayi (voir p. 51-53), et 2 minutes de relaxation assise, relâchez les épaules, le cou et les jambes. Reprenez la posture facile (voir p. 85). Si vous préférez une chaise, choisissez-la ni trop confortable ni trop dure, avec un dossier droit. Gardez les genoux joints, et le poids des jambes également réparti.

Posez les mains sur les cuisses, l'une au-dessus de l'autre, les paumes vers le ciel, ou les mains sur les genoux, les index et les pouces joints, les paumes vers le ciel ou vers le sol.

Gardez les yeux clos. Sentez-vous en paix et détaché. N'éprouvez aucun besoin. Respirez spontanément. Au bout d'1 minute, prenez conscience de votre souffle, de la fraîcheur de l'air inspiré profondément à l'intérieur du crâne, et, dans la partie inférieure de vos narines, de la chaleur de l'air expiré. Entraînez votre esprit à prendre de plus en plus conscience de votre respiration.

Dès que vous allez vous concentrer sur le flux de votre souffle, vous remarquerez que votre respiration ralentit automatiquement.

Dans un état d'esprit relâché, concentrez-vous sur le prana, l'énergie vitale de la respiration. Laissez vos pensées s'écouler sans heurt. Laissez-vous aller à cette alternance de fraîcheur et de chaleur du souffle. Au bout de 2 minutes, associez votre conscience d'être en paix à cette sensation de fraîcheur, et la sensation d'être libéré de votre tension intérieure à cette chaleur.

Laissez ces deux sensations cheminer en vous, tout en répétant mentalement, de temps en temps, «paix» en inspirant, et «liberté» en expirant. Utilisez ces mots pour orienter le flux de chacune de ces deux sensations, pour qu'elle imprègne votre conscience. Au bout d'1 minute, faites une pause et, durant la minute suivante, soyez seulement conscient de votre respiration. Après quoi, reprenez l'exercice en répétant ces mots, lentement, distinctement. Tant que des pensées persistent à flotter dans votre esprit, répétez-vous à vous-même : «je suis plein d'espace intérieur» en inspirant, et «je suis une âme libre» en expirant.

Marquez à nouveau une pause, pour prendre conscience de votre respiration, pendant 1 minute, puis reprenez la répétition des mots «paix» et «liberté». Au cours des dernières minutes de cette séance de 10 minutes, répétez «harmonie, profonde harmonie intérieure», en inspirant ; puis «je me vide de toute tension» en expirant. «Je me rassemble dans la plénitude de l'espace» en inspirant ; «aplanir tous les conflits» en expirant. «La bonté, la beauté, la grâce et le calme me remplissent» en inspirant ; «je me vide de la douleur, du malheur, de l'anxiété et du stress» en expirant.

Détachez votre esprit et relaxez-vous pendant 2 minutes avant de vous lever.

CONSEILS

Même si vous êtes capable de vous asseoir en lotus, cette position n'est pas la mieux adaptée à la méditation, car vos jambes peuvent s'engourdir ou devenir douloureuses.

Trouvez une posture qui vous permettra d'être assis, immobile, sans forcer, ou sans vous rendre trop conscient de l'effort accompli.

Gardez le dos et les épaules droits, de manière à pouvoir respirer correctement.

Plus vous serez conscient de votre respiration, plus vous prendrez conscience de la paix et de la libération de votre subconscient.

Plus vous vous fierez à cette pratique, plus vous en percevrez les effets bénéfiques.

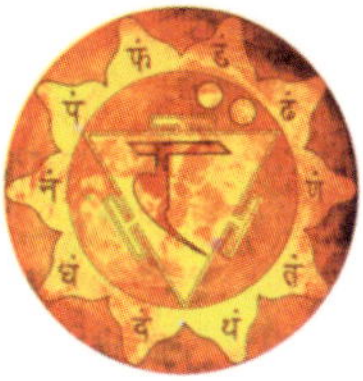

Chapitre 4

Semaines 3 et 4

Au cours des troisième et quatrième semaines, vous ajouterez neuf étirements de la région lombaire (comprise entre les dernières côtes et les hanches). Mais d'abord, répétez les neuf étirements des semaines 1 et 2 (voir p. 38-45), qui font travailler la partie supérieure du corps, suivis par les mouvements du cou (voir p. 46-49). Après les mouvements du cou, reposez-vous 2 minutes dans la posture du cadavre (voir p. 50), étirez les jambes et détendez-vous. Relâchez les bras et les épaules.

Ensuite, commencez la série des étirements lombaires (voir p. 58-67). Le premier endroit où la tension s'accumule, c'est la zone médiane comprise entre les épaules, à la base de la nuque. Le second foyer de tension, c'est la région lombaire. Ces neuf postures sont un moyen supplémentaire de soulager le stress dans ces régions du corps.

Une mauvaise position peut amener à forcer sur les muscles et les ligaments de la région lombaire. Beaucoup de gens ont mal aux reins, sans cause physique : c'est un symptôme de stress. Ces étirements lombaires soulagent la contraction musculaire et apaisent la gêne dorsale.

Commencez par une flexion arrière, suivie d'une flexion avant. Les flexions arrière sont dispensatrices d'énergie, et les flexions avant calment le corps et l'esprit.

Étirements lombaires

Effectuez les étirements avec flexion avant à partir des hanches, en gardant le sternum en extension vers l'avant, de manière à étirer la région lombaire sans l'arrondir. En cas de raideur dans les articulations des hanches, se forcer à amener le tronc vers l'avant peut faire mal au dos, aussi prenez garde à ne pas exagérer ce mouvement et exécutez toujours vos gestes avec lenteur.

Dans les étirements lombaires arrière, vous devez étirer le tronc, à partir du sternum jusqu'au pubis, avant de cambrer le dos en arrière, pour ne pas écraser les arcades postérieures des vertèbres lombaires.

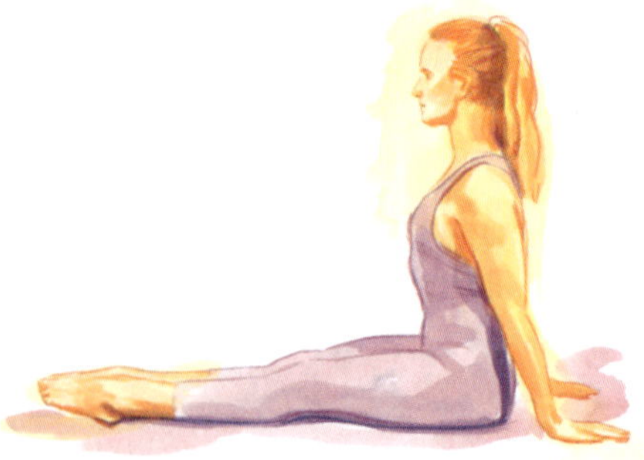

Flexion arrière

1 Placez les mains sur le sol, derrière le dos, les doigts orientés à l'opposé du corps.

2 Levez les hanches vers le haut, en inspirant, et basculez la tête en arrière. Redressez-vous lentement, en expirant. Recommencez deux fois. Relâchez les poignets, les bras et les jambes.

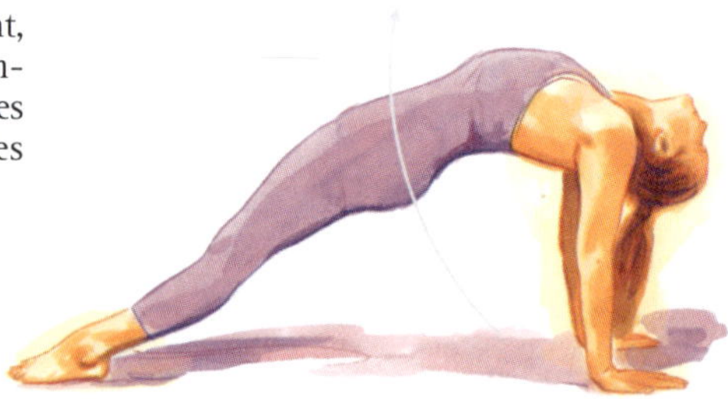

Flexion lombaire avant

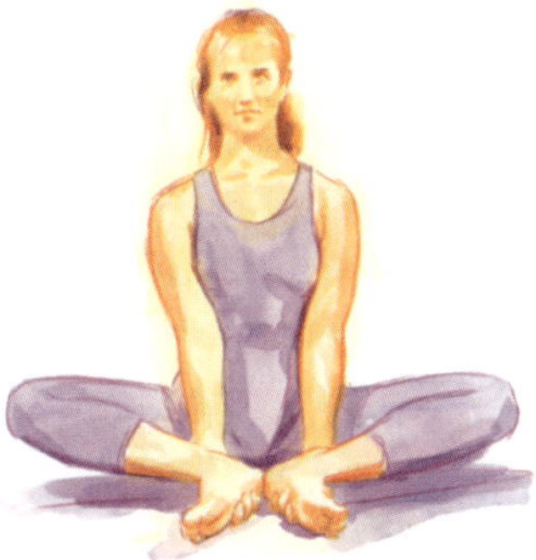

1 Joignez les talons, en pliant les genoux et les chevilles, les plantes des pieds écartées. Placez les bras entre les jambes, en passant les mains sous les chevilles.

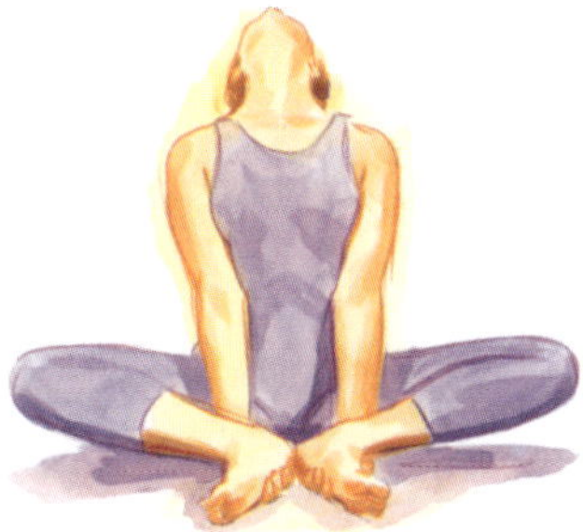

Si vous avez des disques vertébraux saillants ou affaissés, n'exécutez que les flexions avant, et sous la conduite d'un thérapeute du yoga spécialiste du dos.

2 Étirez-vous vers l'arrière, en inspirant, tout en inclinant la tête vers l'arrière et en gardant les coudes tendus. Retenez votre respiration pendant 5 secondes.

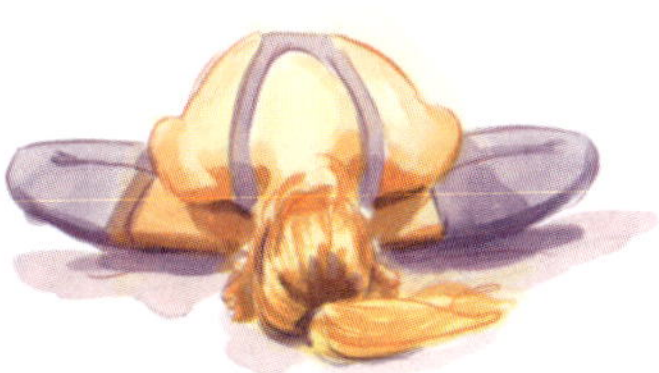

3 Penchez-vous en avant, en expirant, tout en abaissant les coudes très près du sol, et la tête aussi bas que possible, de manière à sentir l'étirement des épaules et de la région lombaire. Respirez 10 secondes. Recommencez trois fois. Détendez les jambes et relâchez-vous.

Flexion oblique

1 et 2 Joignez les plantes des pieds, en pliant les genoux autant que possible. Tenez-vous les pieds à deux mains. Inspirez, inclinez-vous vers la gauche, en expirant, en penchant la tête vers l'épaule droite, et en regardant devant vous. Relevez la tête en inspirant, inclinez-vous vers la droite en expirant. Penchez la tête vers l'épaule gauche. Relevez la tête en inspirant, puis expirez. Recommencez, deux fois, de chaque côté. Détendez les jambes et relâchez-vous.

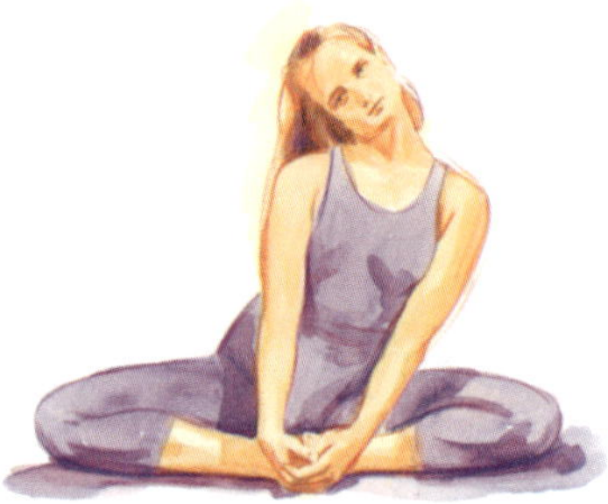

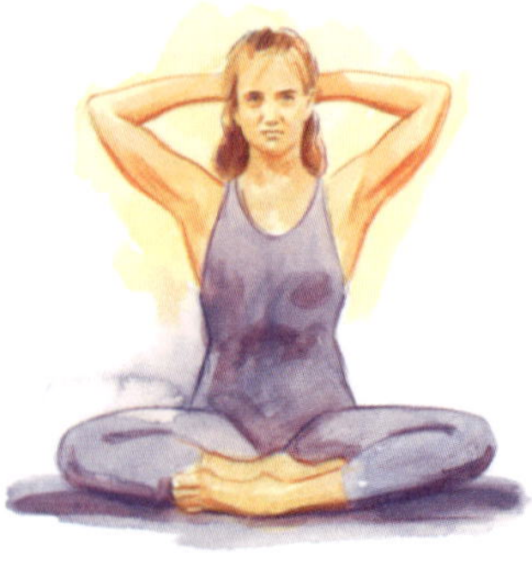

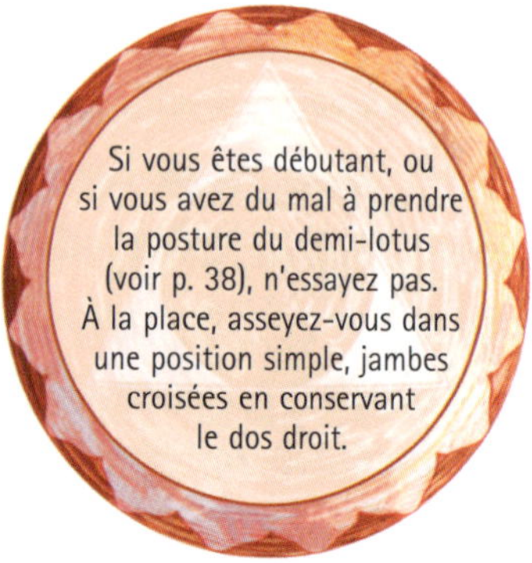

Étirement diagonal

1 et 2 Asseyez-vous jambes croisées. Joignez les doigts derrière la nuque. Inspirez, retenez votre respiration et tournez-vous vers la gauche.

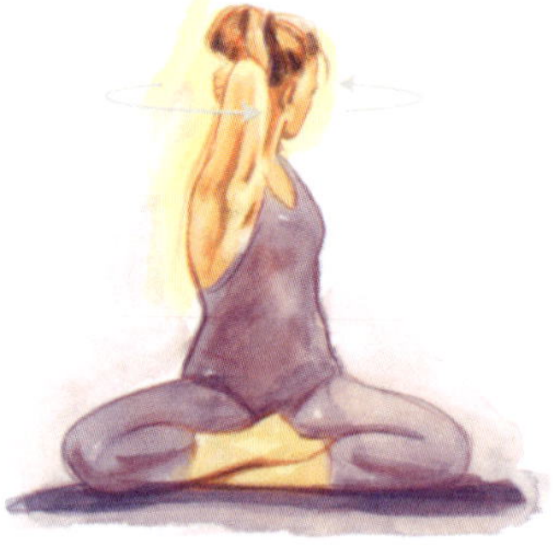

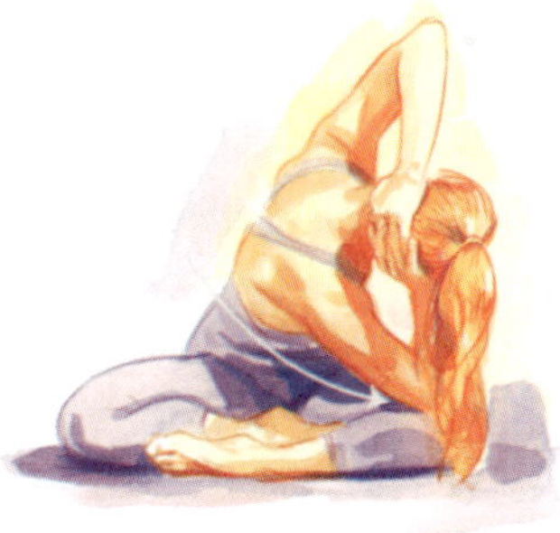

3 Abaissez le coude droit à hauteur du genou gauche en expirant, et levez l'autre coude en le regardant. Redressez-vous en inspirant et regardez devant vous. Retenez votre respiration.

4 Tournez-vous vers la droite, en abaissant le coude gauche à hauteur du genou droit, en expirant. Levez le coude droit et regardez-le.

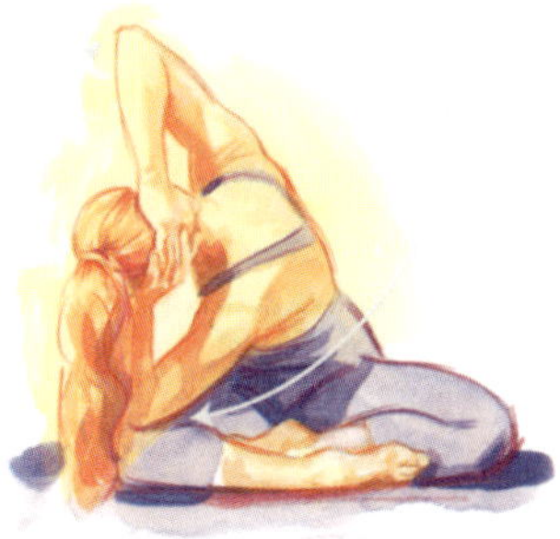

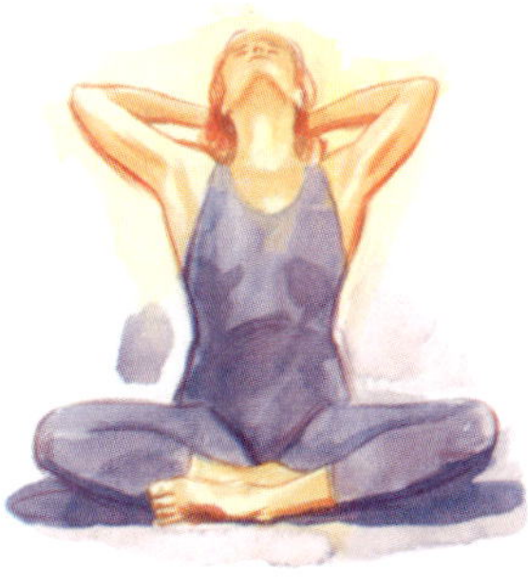

5 Redressez-vous en inspirant, et basculez la tête en arrière.

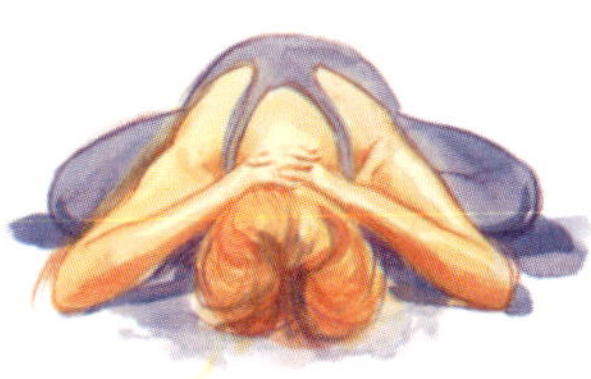

6 Penchez-vous vers l'avant, en expirant et en baissant la tête et les coudes aussi près du sol que possible. Redressez-vous en inspirant, et basculez la tête en arrière. Puis abaissez les bras, visage vers l'avant, en expirant. Répétez ces mouvements, détendez les jambes et relâchez-vous.

Flexion arrière/avant

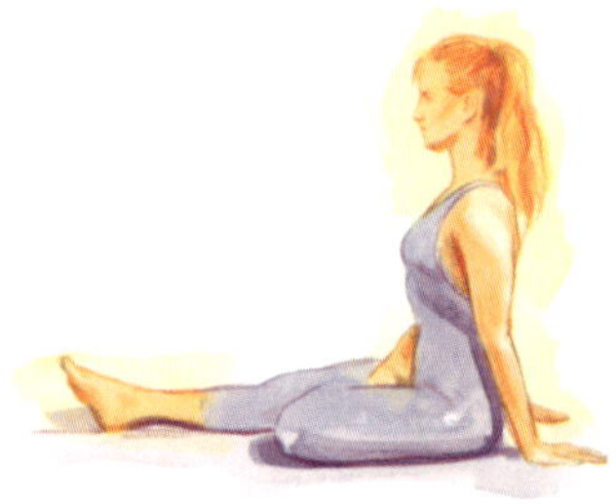

1 Placez le pied gauche en haut de la cuisse droite. Si vous trouvez cela difficile, placez la plante du pied contre l'intérieur de la cuisse. Placez les mains derrière vous, sur le sol, les doigts orientés vers l'arrière.

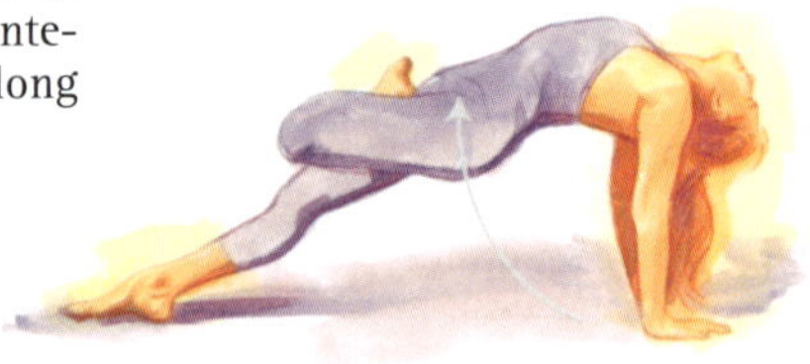

2 Levez les hanches, basculez la tête en arrière. Asseyez-vous lentement en expirant, les bras le long du corps.

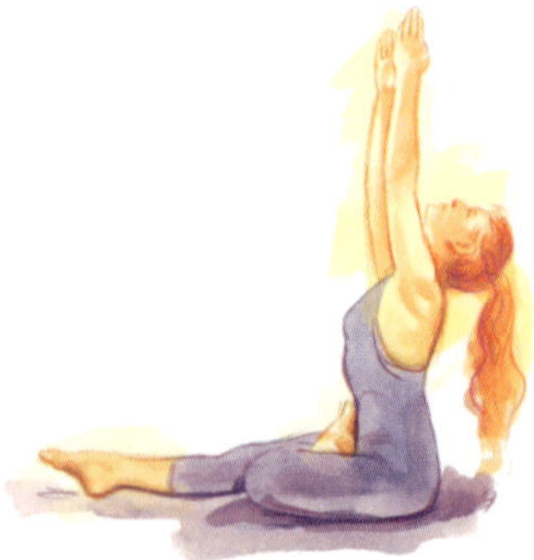

3 Levez les bras au-dessus de la tête en inspirant. Les paumes face à face, levez les épaules alternativement, plusieurs fois, en regardant vos mains et en retenant votre respiration 5 secondes, pour faire travailler les muscles des aisselles. Penchez-vous en arrière et étirez-vous.

4 Penchez-vous en avant, sur votre jambe droite, en amenant la poitrine contre le pied, tout en expirant. Tenez-vous le pied avec les deux mains, ou la partie de la jambe que vous pourrez atteindre. Respirez 10 secondes, les orteils en extension vers la tête, pour étirer les muscles du mollet. Répétez l'étape 3. Baissez les bras en expirant. Détendez les jambes et relâchez-vous. Refaites cette posture de l'autre côté.

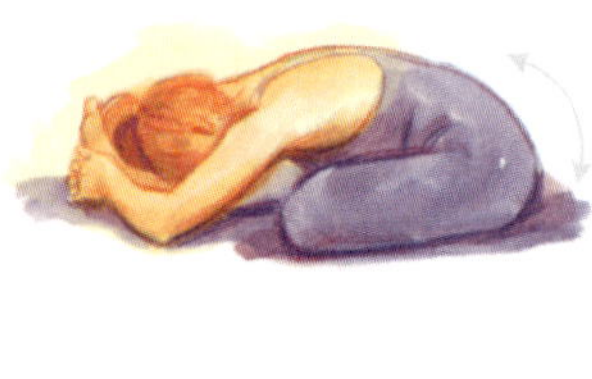

Flexion latérale

1 Appuyez la plante du pied contre la cuisse droite. Gardez les bras le long du torse.

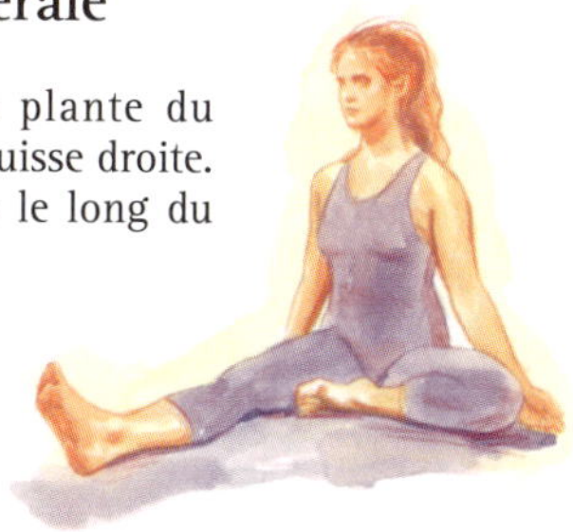

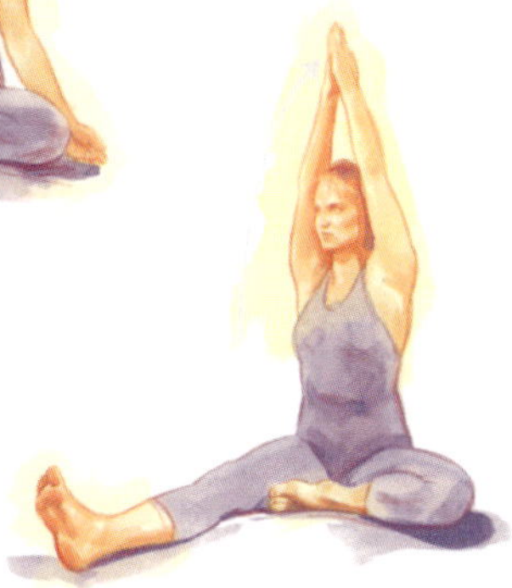

2 Levez les bras, en inspirant. Joignez les paumes, étirez-vous vers le haut, en retenant votre respiration pendant 5 secondes.

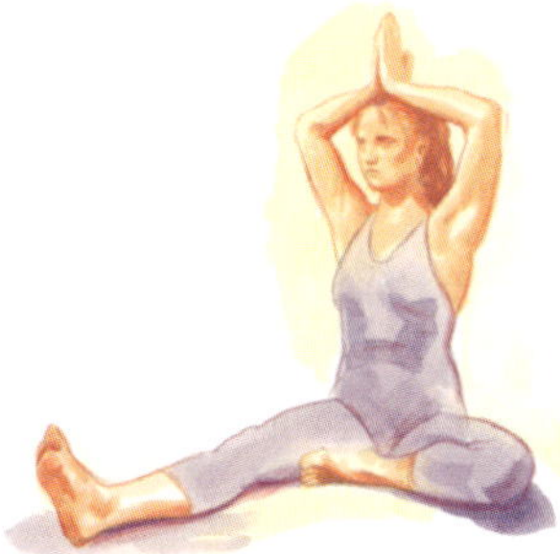

3 Pliez les coudes, en expirant. Tournez-vous vers la droite, en inspirant.

4 Penchez-vous sur le côté gauche en expirant, et en abaissant le coude gauche jusqu'au genou gauche, tout en regardant le coude opposé. Respirez 10 secondes.

5 Redressez-vous, en inspirant. Retenez votre respiration. Tournez-vous vers la gauche. Baissez le coude droit jusqu'au genou droit en expirant. Redressez-vous en inspirant, étirez les bras vers le haut, les paumes jointes, en retenant votre respiration. Baissez les bras en expirant. Recommencez de l'autre côté.

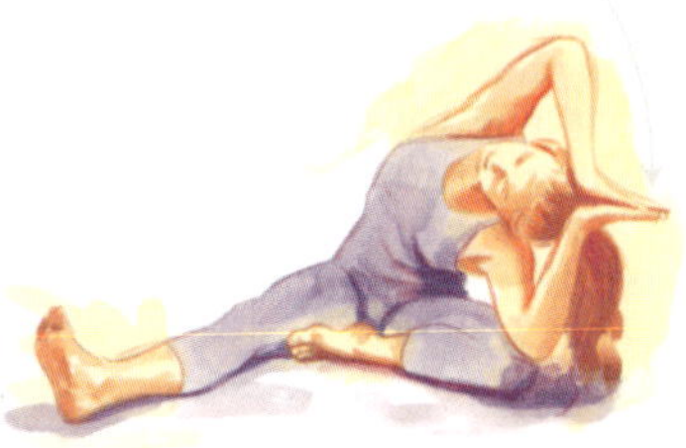

Flexion diagonale

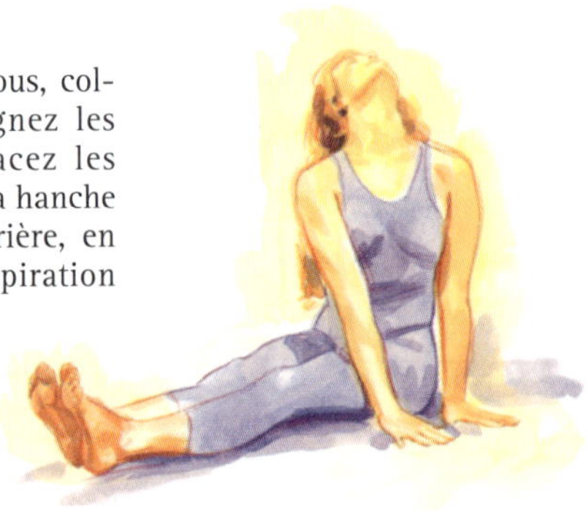

1 Étendez les jambes devant vous, collées l'une contre l'autre. Joignez les extrémités des pouces et placez les paumes contre le sol, à côté de la hanche gauche. Penchez la tête en arrière, en inspirant, et retenez votre respiration pendant 5 secondes.

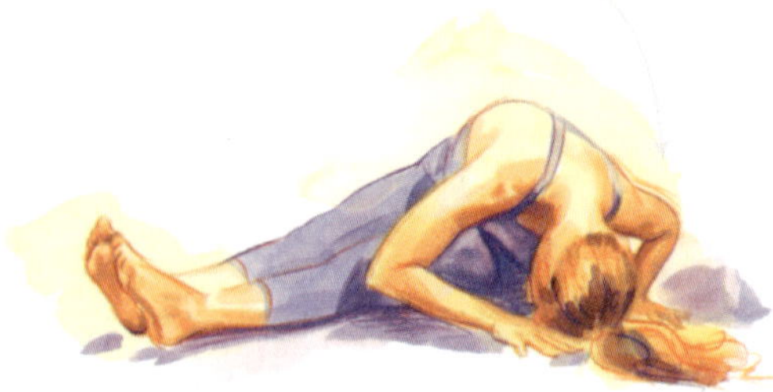

2 Penchez-vous en avant en expirant. Faites légèrement glisser les mains vers l'avant, de manière à pouvoir poser le front sur le sol, entre les mains.

3 Redressez-vous, en inspirant. Abaissez la hanche droite jusqu'au sol, en faisant légèrement glisser les mains vers l'avant et en inclinant la tête en arrière. Retenez votre respiration. Recommencez encore une fois. Ensuite, en vous redressant de la même façon, regardez devant vous et expirez. Relâchez-vous avant d'exécuter deux fois les mêmes mouvements de l'autre côté.

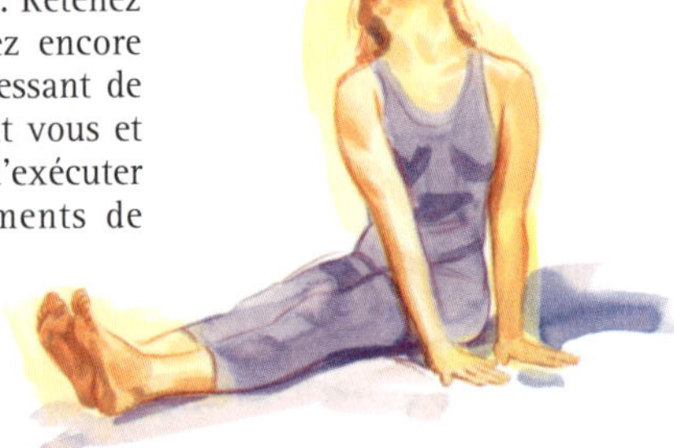

Flexion pelvienne

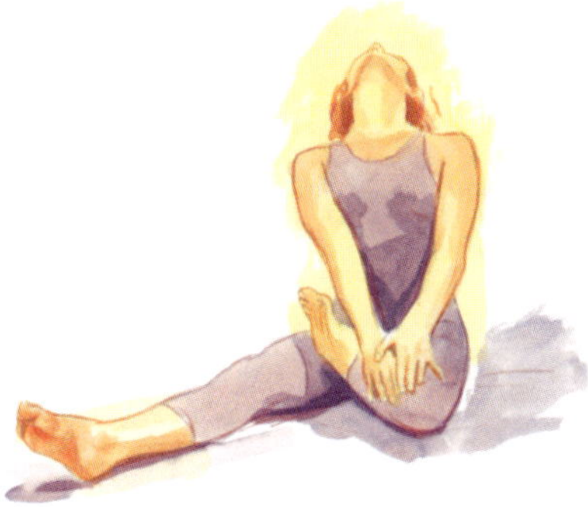

1 Placez le pied gauche sur la cuisse droite. Si vous trouvez cette posture difficile, placez la plante du pied contre l'intérieur de la cuisse. Placez les deux mains sur le genou gauche. En appuyant sur le genou, penchez la tête en arrière, tout en inspirant.

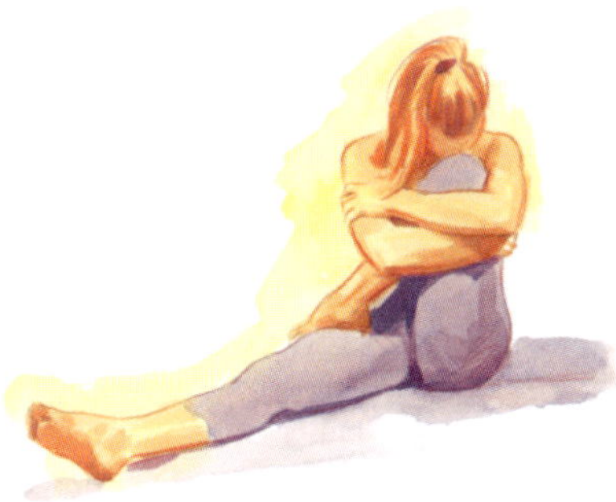

2 Relevez le genou, en appuyant la cuisse contre le côté gauche de l'abdomen et de la poitrine, et portez le front au genou, en expirant. Respirez pendant 10 secondes. Abaissez le genou, en penchant la tête en arrière, tout en inspirant, comme pour l'étape 1.

3 Levez le genou jusqu'à l'épaule, comme précédemment, posez l'oreille gauche contre le genou en expirant, et respirez pendant 10 secondes. Baissez le genou, en penchant la tête en arrière tout en inspirant. Détendez les jambes et relâchez-vous. Recommencez de l'autre côté.

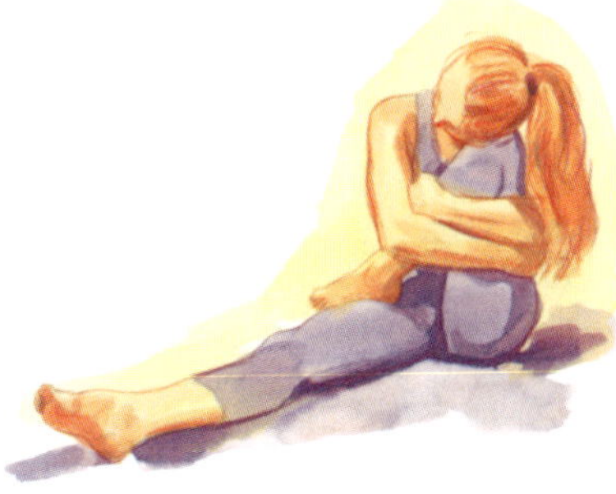

Double flexion des genoux

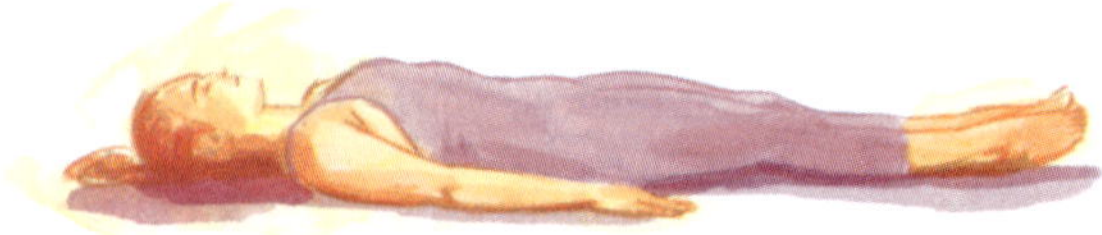

1 Étendez-vous sur le dos, les bras le long du corps. Relâchez les jambes, les bras, les épaules et le cou en tournant la tête d'un côté, puis de l'autre, deux fois.

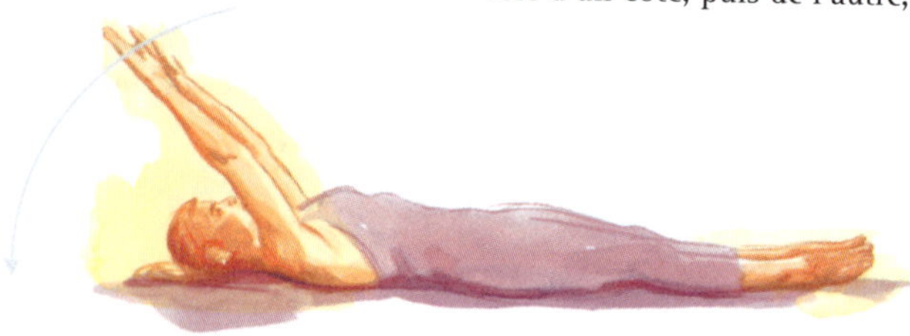

2 Joignez les jambes. Ramenez vos bras en arrière, en inspirant, et retenez votre respiration.

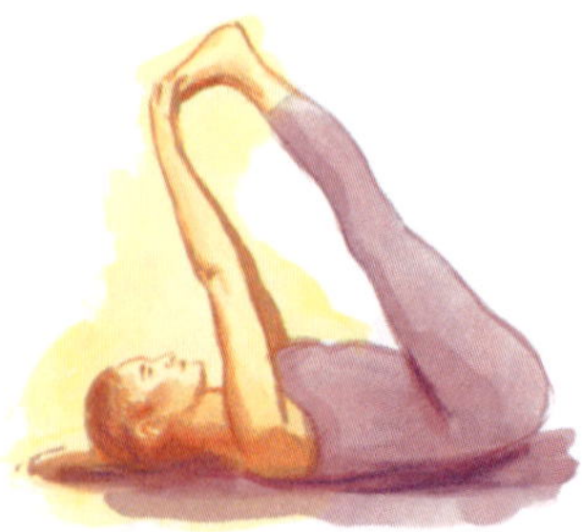

3 En retenant votre respiration, levez les bras et les jambes pour les amener en position verticale. Tenez vos jambes par la partie que vous pourrez saisir, si possible par les chevilles ou les orteils. Si vous avez le dos fragile, contentez-vous de lever les jambes, genoux légèrement fléchis.

4 En expirant, repliez les genoux contre la poitrine et, en appuyant à deux mains sur les genoux, relevez la tête. Gardez les épaules relâchées. Le front contre les genoux, ou aussi près des genoux que possible, respirez 10 secondes.

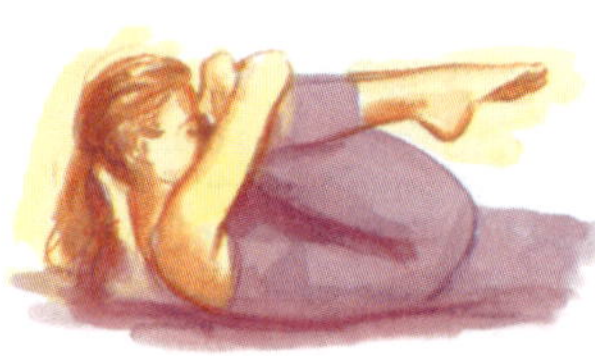

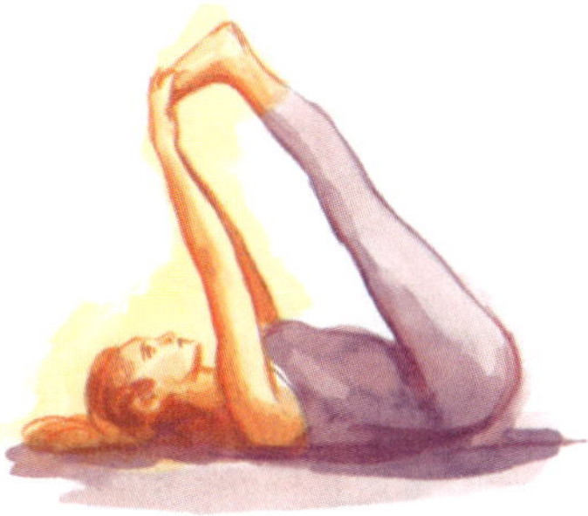

5 En inspirant, levez les bras et les jambes pour les amener en position verticale, et baissez la tête jusqu'au sol, tout en vous tenant les jambes, comme dans l'étape 3. Gardez les épaules relâchées. Retenez votre respiration 5 secondes. Recommencez deux fois. En étirant les bras et les jambes, inspirez. Retenez votre respiration, avec la tête contre le sol et les mains posées sur les jambes. Puis abaissez les jambes et laissez retomber les bras de chaque côté de la tête, en expirant.

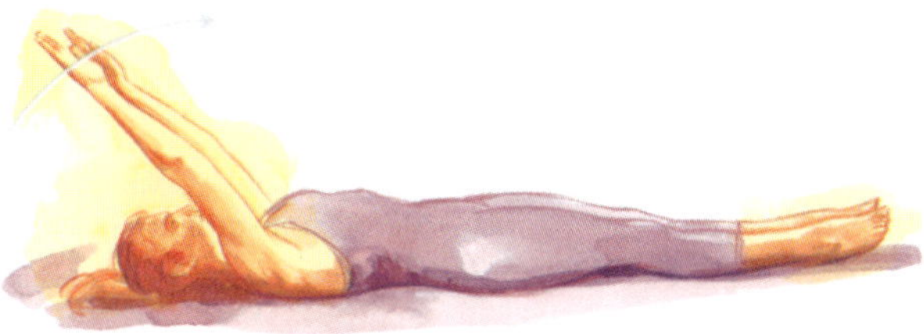

6 Ramenez les bras en avant, le long du corps.

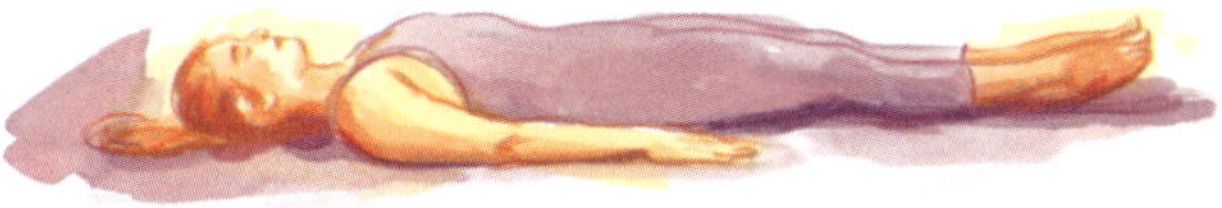

CONSEIL

Une fois que vous vous serez relaxé, redressez-vous dans une position confortable et pratiquez le nadi-sodhana et l'ujjayi (voir p. 51 et 53).

7 Relâchez les épaules et les jambes. Déplacez les hanches vers la gauche et vers la droite. Levez légèrement les hanches, puis laissez-les retomber. Tournez la tête vers la gauche et vers la droite, deux ou trois fois. Ensuite, reposez-vous 5 minutes dans la posture du cadavre (voir p. 50).

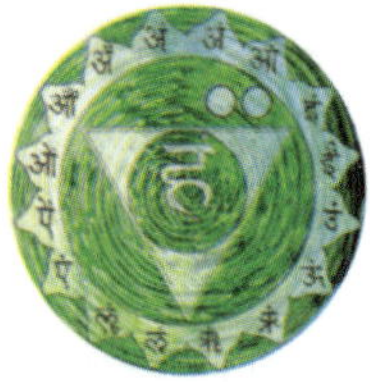

Chapitre 5

SEMAINES 5 ET 6

Lors de la cinquième semaine, après les neuf étirements de la partie supérieure du corps des semaines 1 et 2 (voir p. 38-45), détendez-vous 3 minutes dans la posture du cadavre (voir p. 50), pour vous préparer à la posture sur les épaules (voir p. 70).

Pratiquée avec soin, la posture sur les épaules est une posture inversée très bénéfique. Elle aide la circulation, en améliorant le drainage des veines et des vaisseaux lymphatiques des jambes. En temps normal, le sang remonte des jambes vers la tête contre la force de gravité, ce qui peut mettre à l'épreuve les veines sous-cutanées, les enfler et les torsader. Ces veines peuvent être douloureuses, surtout après une longue station debout. L'inversion de la position du corps soulage temporairement la tension artérielle, repose les veines et facilite le drainage de la lymphe hors du pied. À cet endroit, sans drainage, la lymphe s'accumule, gonfle et boursoufle les chevilles. L'inversion de la position du corps aide le drainage de la lymphe vers le tronc par l'intermédiaire des petits vaisseaux lymphatiques qui courent parallèlement aux veines. Par la suite, la lymphe réintègre la circulation sanguine.

Posture sur les épaules

SARVANGASANA

La posture sur les épaules, l'une des postures qui soulagent le mieux du stress, tonifie et vivifie l'organisme. Le mot sanskrit *sarva* signifie « entier » ou « complet », et *anga*, les « membres », ou « parties du corps ». C'est une posture excellente pour la glande thyroïde, qui joue un rôle essentiel dans l'équilibre du système (hormonal) endocrinien.

Si vous êtes débutant, ne restez qu'1 ou 2 minutes dans la posture sur les épaules, pas plus. Au lieu de tenter d'emblée de réaliser toute la séquence, commencez par ne pratiquer que les étapes 1 à 6, puis 14 à 19, pour sortir de la posture.

1 Avant de commencer, échauffez-vous les épaules et les muscles du cou. Allongez-vous sur le dos. Relâchez les épaules. Tout en gardant la tête contre le sol, levez légèrement la poitrine, puis relâchez-la.

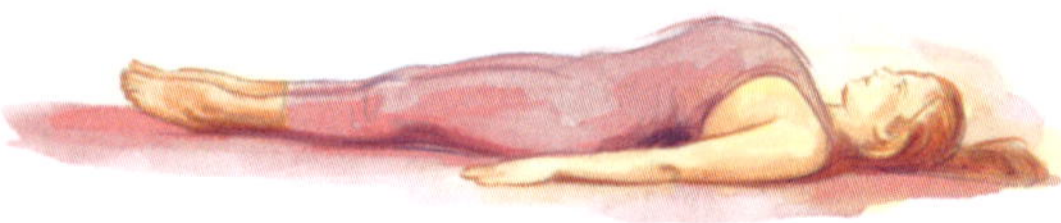

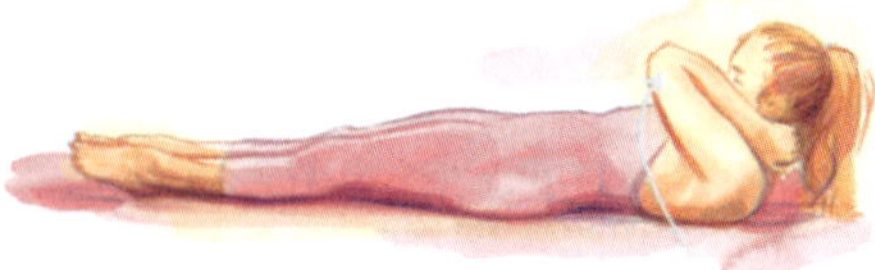

2 Placez les paumes sous la nuque, relevez la tête, posez le menton contre la poitrine, et joignez les coudes vers l'avant.

3 Baissez la tête. Amenez les bras le long du corps. Tournez la tête et les épaules de gauche à droite. Détendez les jambes.

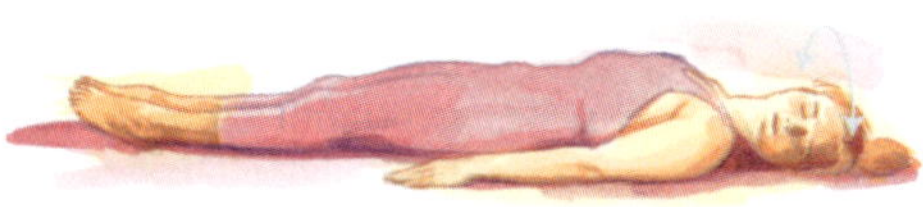

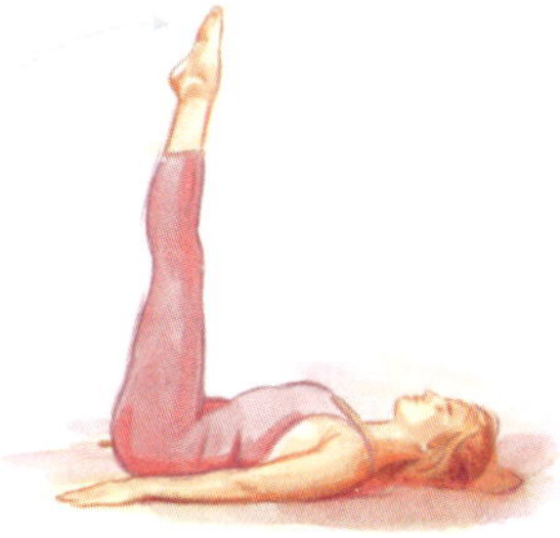

4 Joignez les jambes. Placez les paumes sur le sol, le long des cuisses. Inspirez et, en retenant votre respiration, levez les jambes, tout en veillant à bien maintenir les hanches au contact du sol.

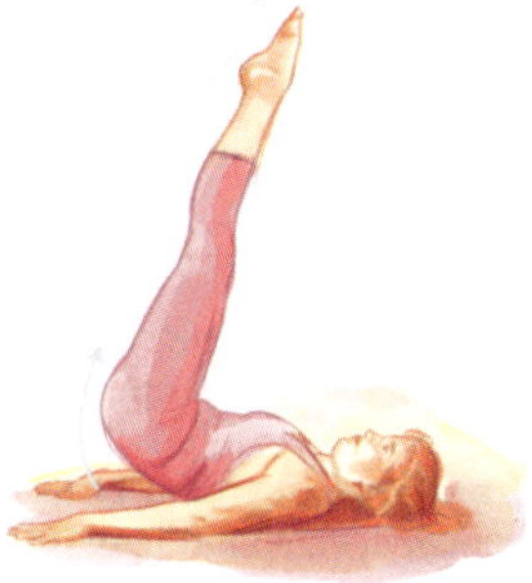

CONSEIL
Si vous avez les reins fragiles, lorsque vous vous dressez en posture sur les épaules, levez les jambes avec les genoux pliés. Sinon, gardez les jambes droites. Redescendez très lentement, en soutenant le dos avec les mains.

5 Levez les hanches, en maintenant les bras au sol.

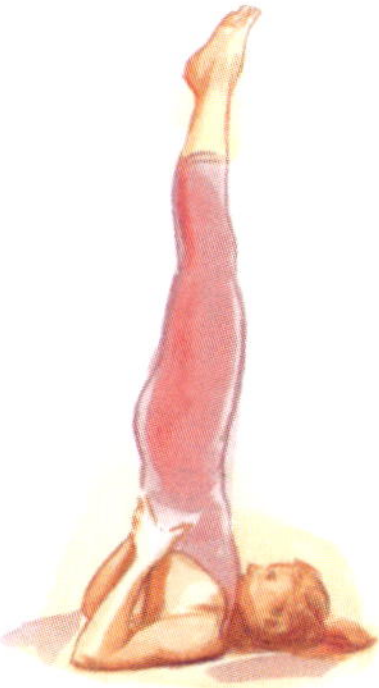

6 Tendez les jambes vers le haut, bien droites, les mains soutenant le dos, et expirez. Respirez 1 à 3 minutes. Relâchez les jambes et effectuez quelques flexions des chevilles. Appuyez le menton contre la poitrine.

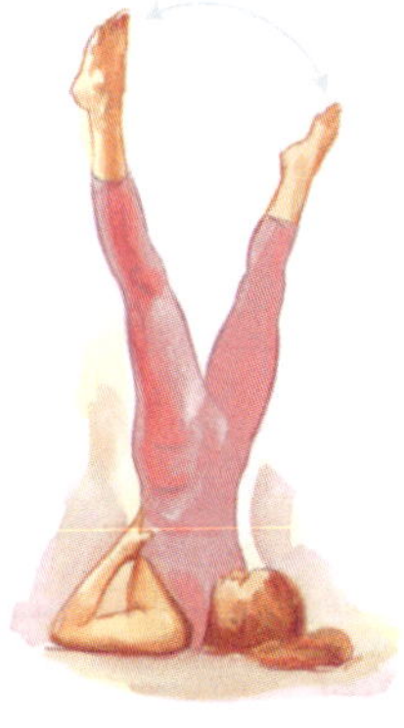

7 Maintenez fermement le dos. Écartez les jambes en inspirant, puis joignez les jambes en expirant. Recommencez deux fois. Ce mouvement détend les muscles des jambes et aide le sang à refluer vers le bas.

8 Joignez les jambes. Inspirez. Pliez le genou gauche pour l'amener au contact de l'épaule gauche, en expirant. Tendez la jambe vers le haut en inspirant. Recommencez avec le genou droit.

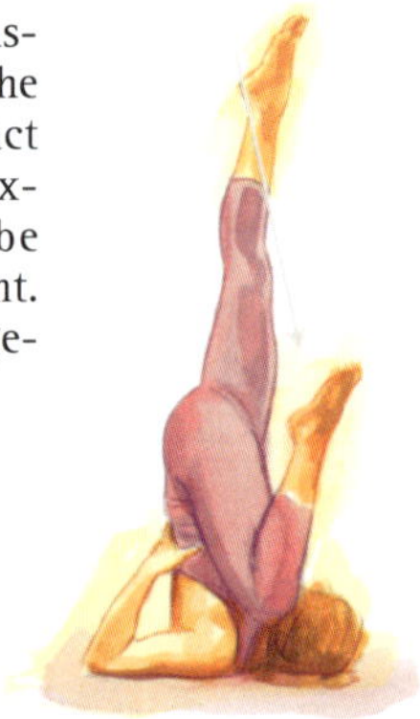

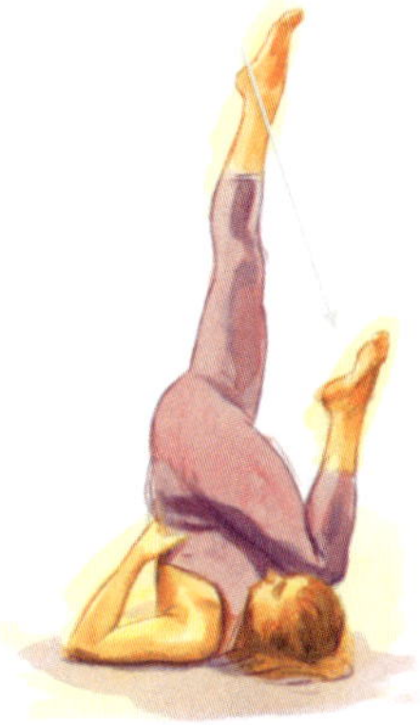

9 Inspirez. Tout en expirant, pliez le genou gauche en l'amenant au contact de l'épaule droite. En inspirant, tendez de nouveau la jambe vers le haut. Ensuite, pliez le genou droit pour l'amener au contact de l'épaule gauche. Si vos vertèbres lombaires sont très souples, et pour que l'exercice soit encore plus bénéfique, continuez en passant aux étapes 10 à 13.

CONSEIL

Si vous êtes souvent en station debout ou en position assise, pratiquez les étapes 8 et 9 de la posture sur les épaules, afin de vous détendre encore un peu plus les jambes.

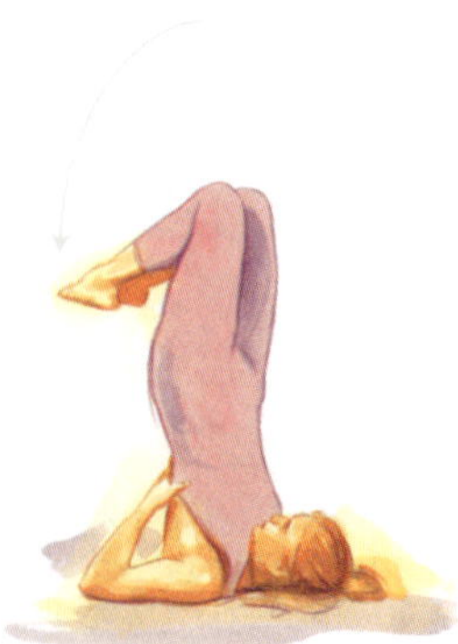

10 Tendez les jambes bien droit vers le haut. Inspirez. Retenez votre respiration. Pliez les jambes, genoux pointés vers le haut.

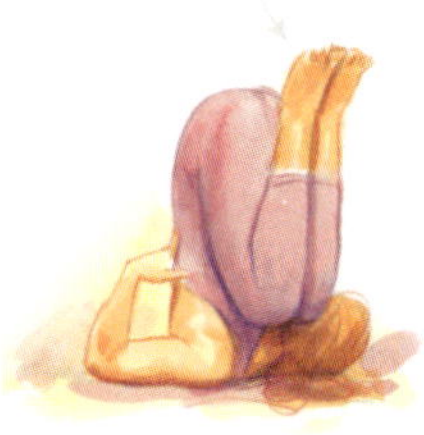

11 Passez la tête à gauche en abaissant les genoux pour les amener au contact de l'épaule gauche, orteils pointés vers le haut, tout en expirant. Relevez les genoux, en inspirant. Recommencez du côté de l'épaule droite. Après avoir levé les genoux, tendez les jambes, et respirez 30 secondes.

En exerçant une pression verticale et diagonale sur l'abdomen, les mouvements des étapes 8 à 13 stimulent le côlon, exercent une action tonique sur l'intestin grêle et le gros intestin, et relaxent l'abdomen.

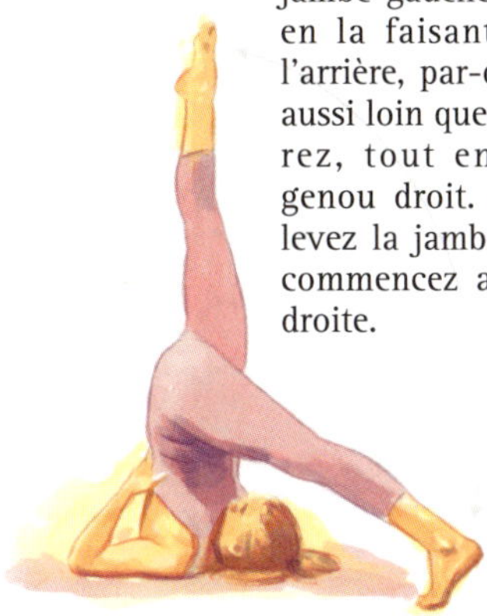

12 Maintenez toujours le dos avec les mains. Inspirez. Expirez, en abaissant la jambe gauche jusqu'au sol, en la faisant passer vers l'arrière, par-dessus la tête, aussi loin que vous le pourrez, tout en gardant le genou droit. En inspirant, levez la jambe gauche. Recommencez avec la jambe droite.

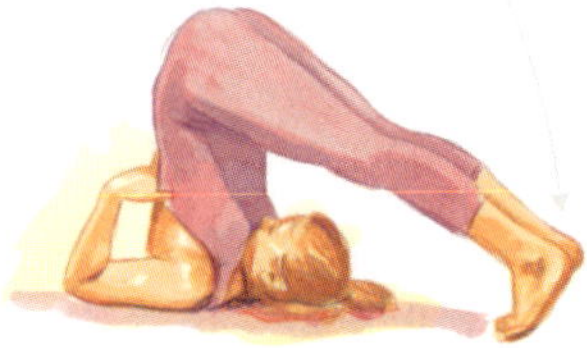

13 Faites passer les deux jambes bien tendues derrière la tête, aussi loin que possible, tout en expirant. En vous soutenant les reins à deux mains, ramenez les jambes vers le haut, tout en inspirant. Respirez 30 secondes.

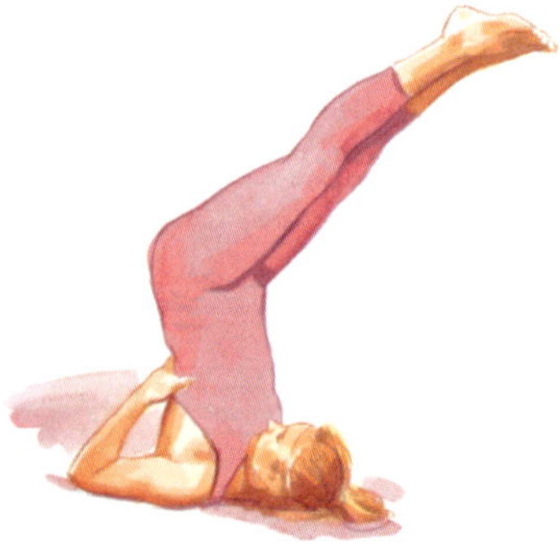

14 Pour redescendre de la posture sur les épaules, abaissez les deux jambes à moitié ou aux trois quarts, tout en expirant.

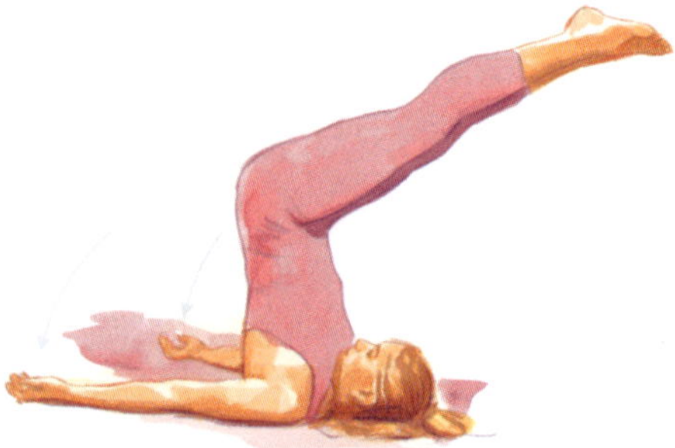

15 Inspirez. Retenez votre respiration, en posant les deux bras à plat sur le sol.

16 Abaissez lentement le dos, puis les hanches, tout en gardant la tête au sol.

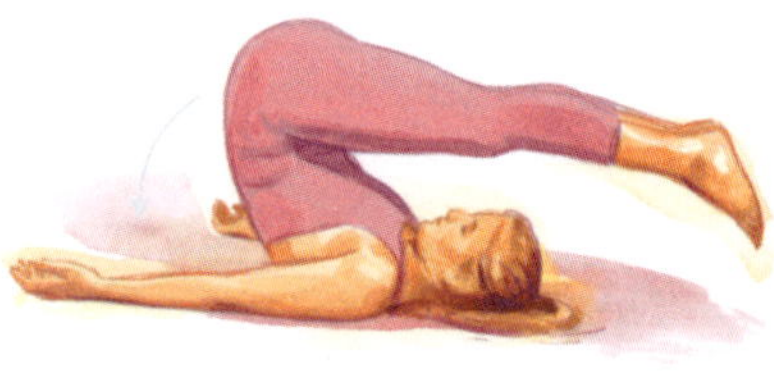

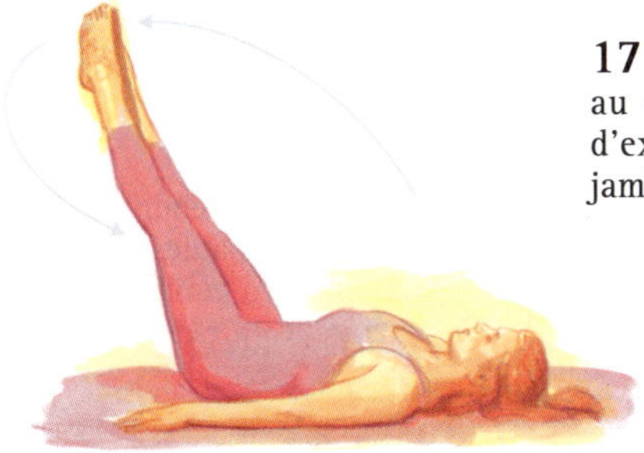

17 Une fois que les hanches sont au contact du sol, commencez d'expirer tout en abaissant les jambes.

18 Repliez les deux genoux contre la poitrine.

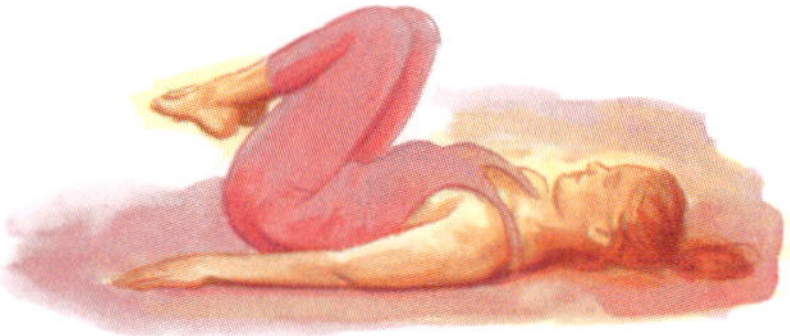

19 Encerclez les genoux à deux mains, et balancez les hanches d'un côté, puis de l'autre, plusieurs fois. Posez les pieds au sol et étirez les jambes. Relevez légèrement les hanches, puis relâchez-les. Détendez les jambes. Reposez-vous 2 minutes dans la posture du cadavre (voir p. 50).

CONSEIL

Après cette série d'exercices, il est important de relâcher tout le corps, comme dans les étapes 1 à 3 (voir p. 70).

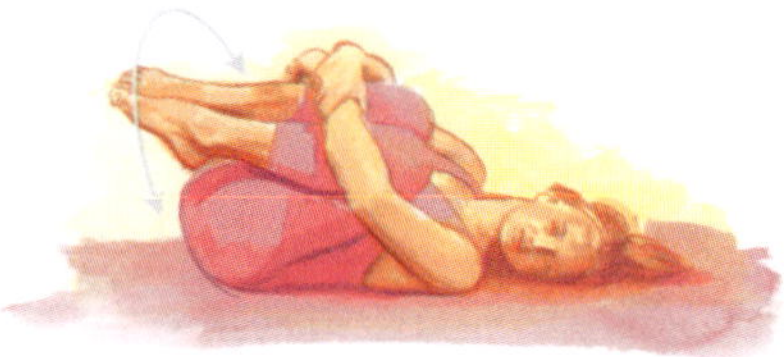

Posture du poisson
MATSYASANA

La posture du poisson est la contre-posture de la posture sur les épaules, et il faut toujours la pratiquer après cette dernière.

Pour cette flexion arrière, vous aurez besoin d'assez bons muscles dorsaux. Si vous débutez, il vaut mieux travailler à partir de flexions arrière moins exigeantes, comme la posture du pont (voir p. 80), jusqu'à ce que vous puissiez tenir la cambrure du dos sans trop faire porter le poids du corps sur la tête.

> Si la nuque est douloureuse, abaissez les épaules et la nuque pour les amener au contact du sol et les détendre. Ne poussez pas au-delà de vos limites. Écoutez votre corps.

En ouvrant la cage thoracique, la posture du poisson fait respirer profondément et augmente la capacité respiratoire des poumons. En comprimant la nuque et le haut de la colonne vertébrale, elle libère la tension accumulée dans la nuque et dans les épaules. Enfin, en étirant les vertèbres lombaires vers l'arrière, elle efface toute raideur dans cette partie du corps, en y augmentant le débit de la circulation sanguine.

1 Allongez-vous, en vous relaxant, jambes jointes. Placez les paumes contre le sol, le dos de la main glissé sous les fesses. Tout en abaissant les coudes, soulevez la poitrine et penchez la tête en arrière, en maintenant le haut du crâne au sol. Respirez profondément 30 secondes à 1 minute.

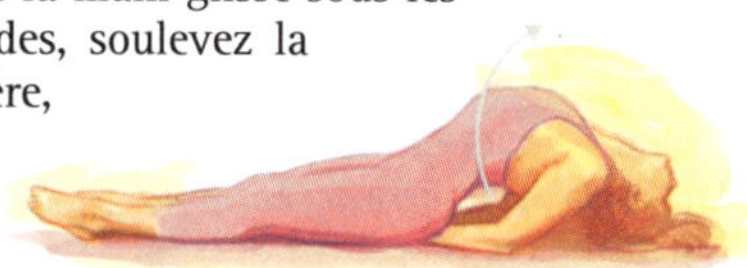

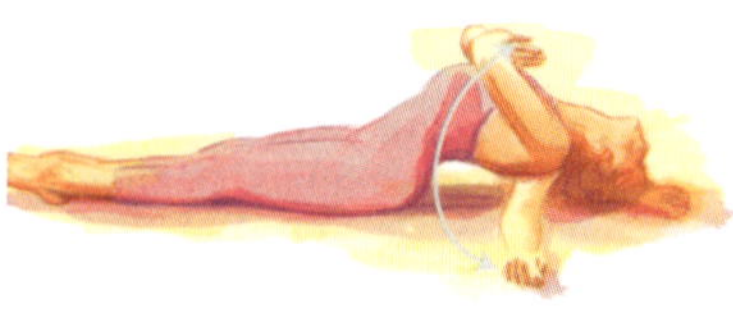

2 Si possible, joignez les paumes sous la poitrine. Écartez les bras, tout en inspirant, et joignez les paumes en expirant. Recommencez une fois.

3 Posez les paumes sur les cuisses.

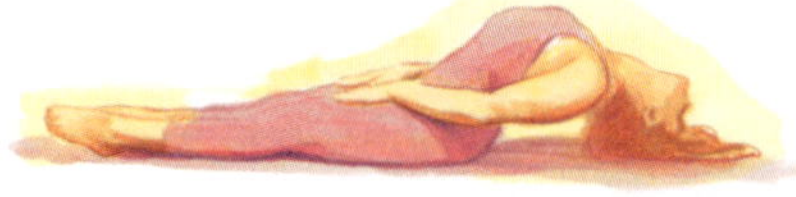

4 Levez les bras, en inspirant. Joignez les pouces et amenez-les vers l'arrière, bras tendus, par-dessus la tête. Ramenez les bras vers l'avant en expirant, et posez les paumes sur les cuisses. Recommencez.

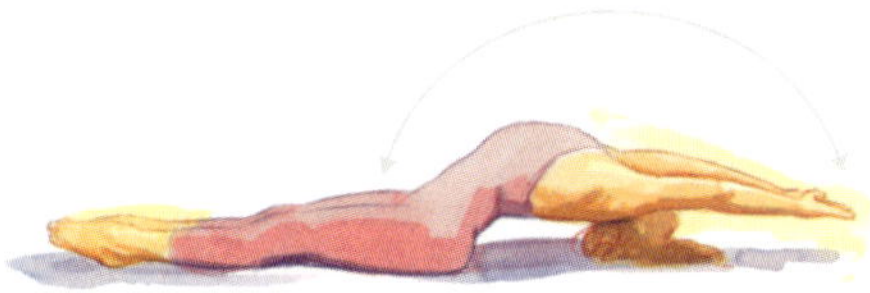

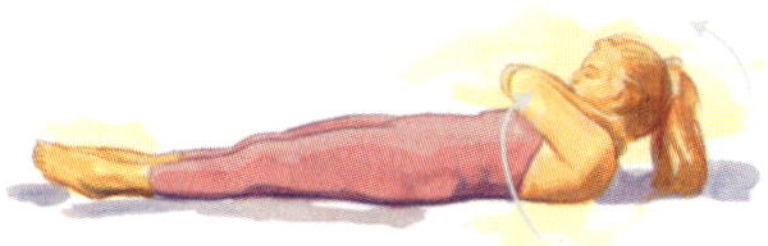

5 Contre-posture : abaissez la nuque et les épaules pour les amener au sol. Placez les paumes sous la nuque et relevez la tête, tout en gardant le menton contre la poitrine. Joignez les coudes et respirez 5 secondes dans la position.

6 Commencez par inspirer. Ensuite, tout en expirant, pliez le genou gauche pour l'amener au contact du coude gauche, puis étendez la jambe droite, en inspirant. Tout en gardant la tête relevée, recommencez de l'autre côté.

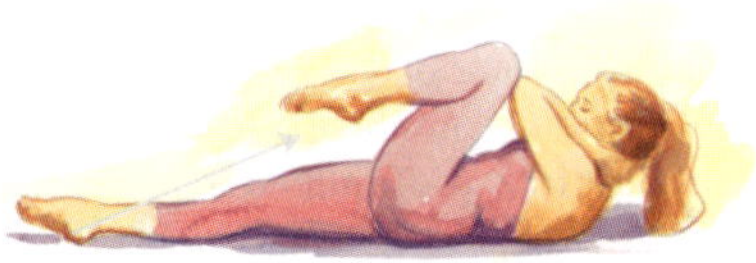

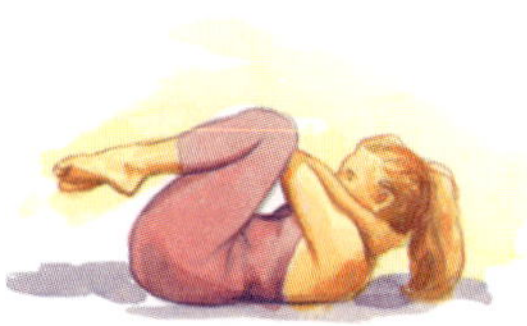

7 Inspirez et, tout en gardant la tête relevée, pliez les deux genoux pour qu'ils viennent toucher vos coudes, en expirant. Étendez les jambes, en inspirant, et baissez-les pour les amener au contact du sol. Redescendez la tête. Amenez les bras le long du corps et relâchez-vous.

Variation de la posture du poisson

MATSYASANA

Un jour sur deux, si vous êtes très souple, pratiquez la posture du poisson dans sa version classique au lieu de sa version simplifiée (voir p. 76).

Lorsque vous pratiquez la posture du poisson ou sa variation, conservez la position pendant une durée au moins égale à la moitié du temps passé dans la posture sur les épaules (voir p. 70).

Vous pouvez conclure la variation de la posture du poisson sur trois versions du yoga-mudra. Le yoga-mudra aide à la circulation du prana, ou énergie vitale. Il décontracte également les muscles faciaux, en augmentant l'afflux de sang vers le visage.

Variation de la posture du poisson

1 Allongez-vous. Ramenez les pieds sous les cuisses, en croisant les jambes. Tenez-vous les orteils, et abaissez les genoux vers le sol. En appuyant sur les coudes, inclinez la tête vers l'arrière, de manière que le haut du crâne repose sur le sol. Respirez pendant 1 minute.

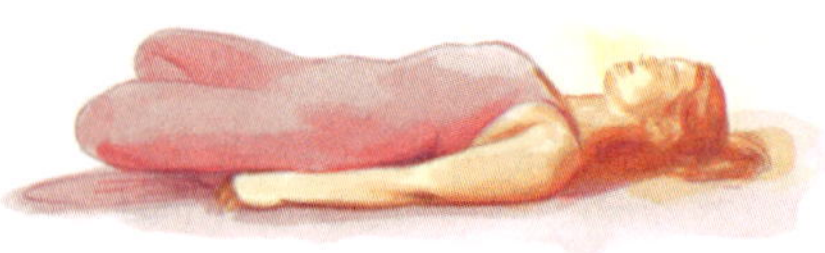

2 En joignant les paumes sur la poitrine, effectuez le même mouvement des bras que dans les étapes 2 et 3 de la posture simplifiée (voir p. 76).

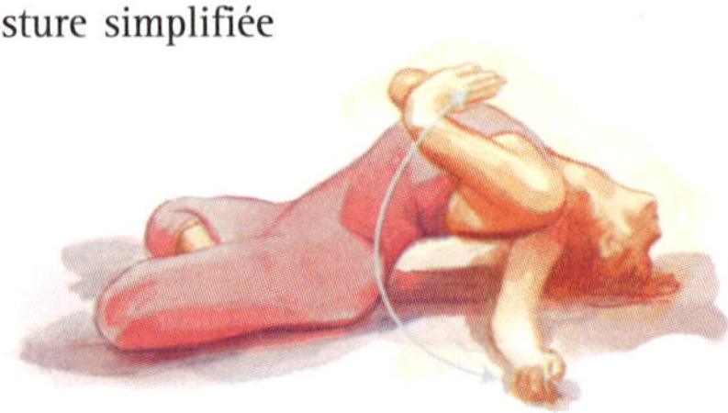

3 Abaissez la nuque et les épaules pour les amener au contact du sol. Placez les coudes au-dessus de la tête, et tenez-les. Respirez 10 secondes. Cet exercice libère la tension accumulée dans les épaules et le cou.

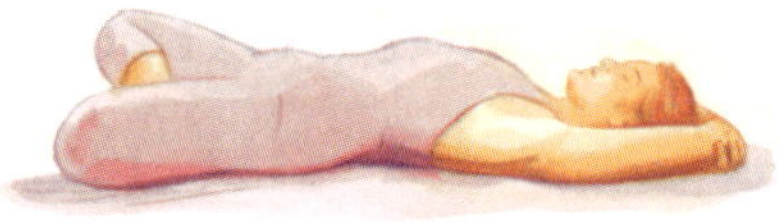

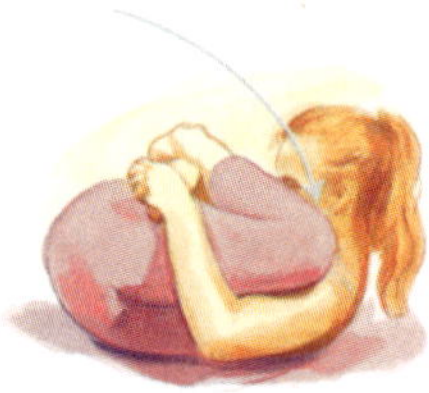

4 Jambes croisées, tenez-vous les orteils. Inspirez. Pliez les genoux pour les remonter jusqu'aux épaules, tout en expirant, et relevez la tête. Dans cette position, inspirez. Retenez votre respiration, redressez-vous et fléchissez vers l'avant, tout en expirant. Respirez 5 secondes. Terminez par le yoga-mudra.

Yoga-mudra

1 Le front contre le sol, croisez les doigts ou agrippez-les fermement derrière les hanches, et continuez de respirer 5 secondes de plus.

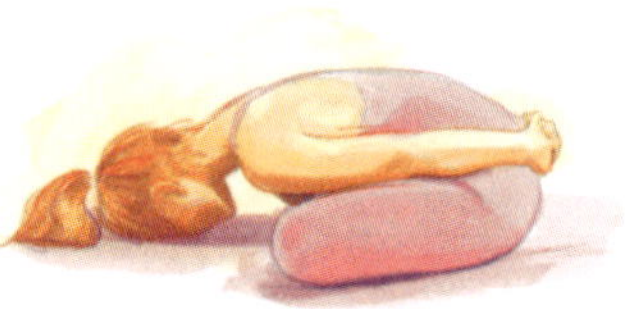

2 Inspirez. En agrippant ou en croisant les doigts, levez les bras au-dessus des hanches, pour les amener le plus près possible de la verticale, tout en respirant à fond. La tête contre le sol, respirez 5 secondes.

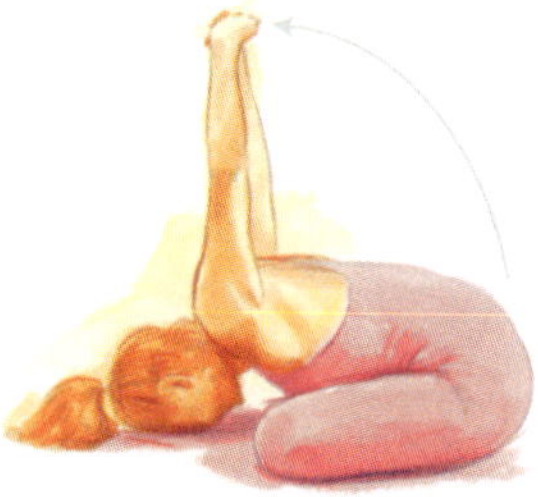

3 En inspirant, amenez la tête vers l'avant, bras toujours levés, puis retenez votre souffle. Ensuite, redressez-vous en expirant. Baissez les bras. Détendez les épaules. Tournez la tête d'un côté puis de l'autre. Étirez les jambes et relâchez-vous.

Posture du pont

SETU BANDHASANA

Après la posture du poisson (voir p. 76-77), détendez-vous 2 ou 3 minutes dans la posture du cadavre (voir p. 50) avant d'aborder cette variation de la posture du pont.

Pour compléter la série des postures sur les épaules (voir p. 70), vous allez exécuter une flexion inversée des vertèbres cervicales et lombaires. En levant les jambes au-dessus de la tête, dans la posture sur les épaules, fléchissez les épaules, la nuque et le haut de la colonne vertébrale en avant.

Dans les postures du poisson et du pont, vous étirez la colonne dans la direction opposée. En étirant le centre nerveux situé dans le plexus solaire, cette posture libère la tension accumulée à cet endroit, améliore la digestion et élimine les toxines de l'abdomen. Comme le stress à caractère psychologique provoque la tension des tissus nerveux de l'abdomen, un plexus solaire détendu apaise le mental.

1 Allongez-vous. Pliez les genoux et placez les pieds sur le sol, alignés sur les hanches, près des fesses. Si possible, tenez-vous les chevilles.

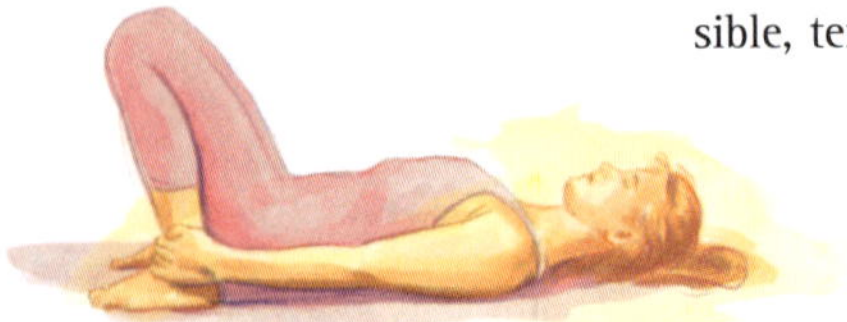

2 Levez les hanches aussi haut que possible en inspirant, et ramenez-les au sol en expirant.

CONSEIL

Si vous êtes débutant, laissez de côté les étapes 3 et 4 de la posture du pont.

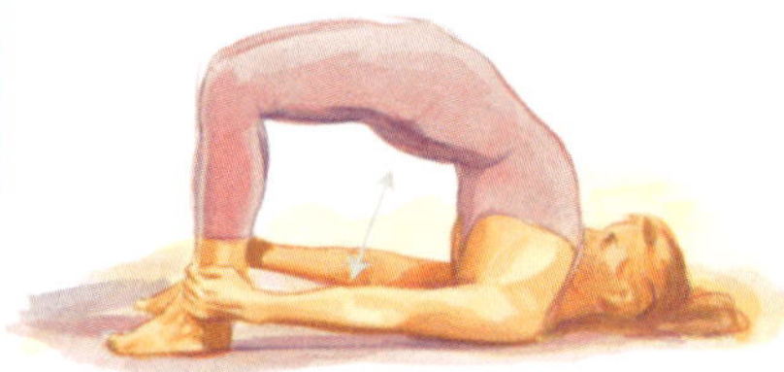

3 Levez les hanches en inspirant, puis expirez. Tenez fermement le bas du dos, en soutenant la taille avec les mains. Joignez les jambes et étirez-les, avec les plantes des pieds fermement ancrées au sol. Respirez 10 secondes.

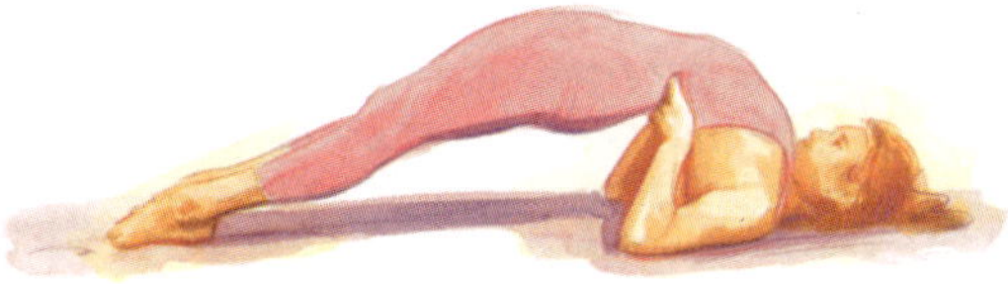

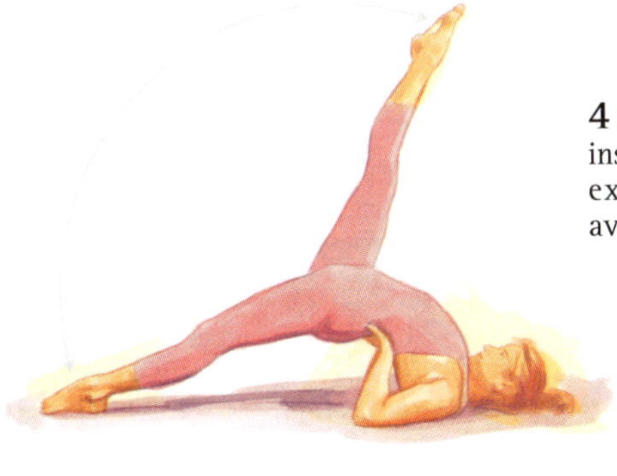

4 Levez la jambe gauche en inspirant, puis baissez-la en expirant. Faites de même avec la jambe droite.

5 Pour dérouler le dos afin de quitter la posture du pont, posez les paumes sur le dessus des cuisses, puis étirez lentement les jambes, en abaissant les hanches pour les amener au sol. Relâchez-vous et tournez la tête d'un côté, puis de l'autre.

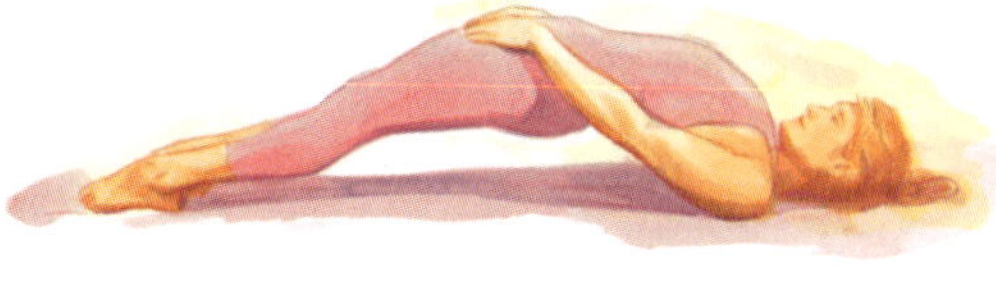

Posture du pont complémentaire

1 Pliez les genoux, les pieds au sol près des fesses. Placez les paumes sur le dessus des cuisses.

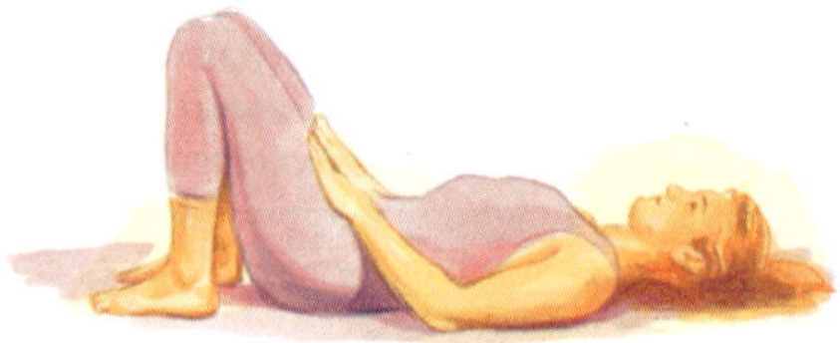

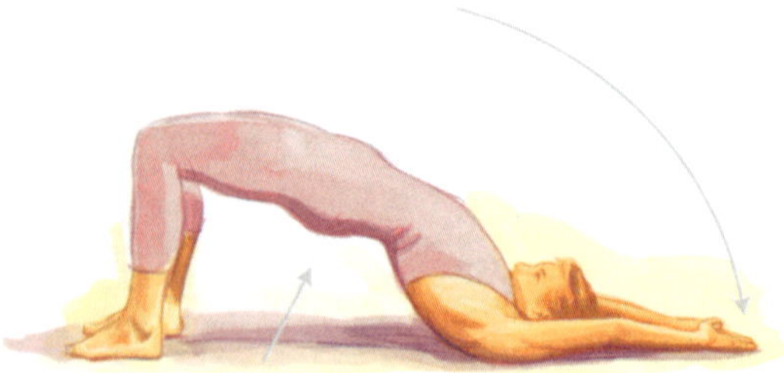

2 Levez les hanches aussi haut que possible, en ramenant les bras en arrière et, en joignant les pouces, passez les bras par-dessus la tête, en inspirant.

3 Descendez les hanches pour les amener au sol en ramenant les bras en avant, tout en expirant, et posez les paumes sur le dessus des cuisses. Recommencez deux fois. Étirez les jambes, les bras le long du corps, et relâchez-vous. Détendez-vous 1 ou 2 minutes dans la posture du cadavre (voir p. 50).

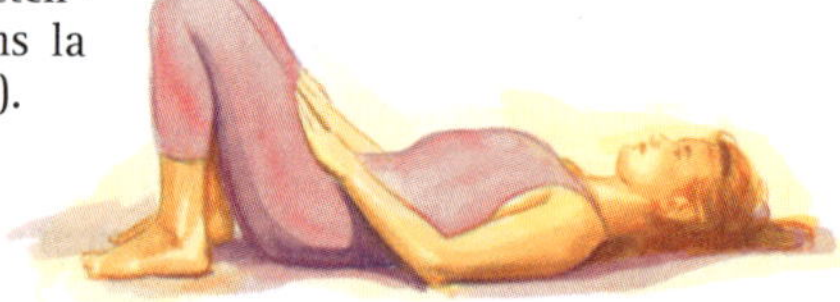

Flexion avant

PASCHIMOTTANASANA

Paschimottanasana, ou flexion avant, signifie « étirement » *(uttana)* du « dos » *(paschima)*. Dans cette position, toute la partie postérieure du corps se trouve littéralement étirée, des talons au sommet de la colonne vertébrale. Cet asana stimule les organes digestifs, encourage un transit intestinal régulier et soulage la constipation, en régulant le travail du pancréas et en massant les organes abdominaux.

Entamez cette posture en position allongée. Si vous avez des problèmes de dos, n'entamez cette posture qu'en position assise.

CONSEIL

Pratiquez cette posture en même temps que l'exercice de pompe et d'étirement abdominal (voir ci-dessous), et ces deux exercices feront beaucoup d'effet aux organes abdominaux, notamment au pancréas.

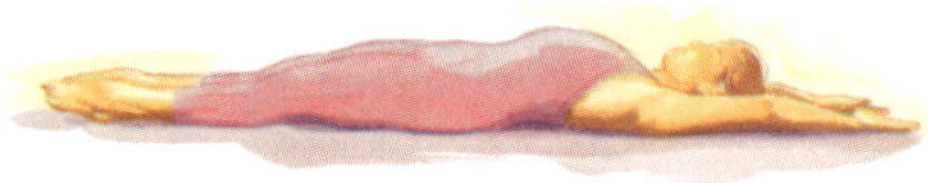

Flexion avant

1 Couché sur le dos, les bras allongés derrière vous, inspirez. Retenez votre respiration en étirant les bras, et redressez-vous.

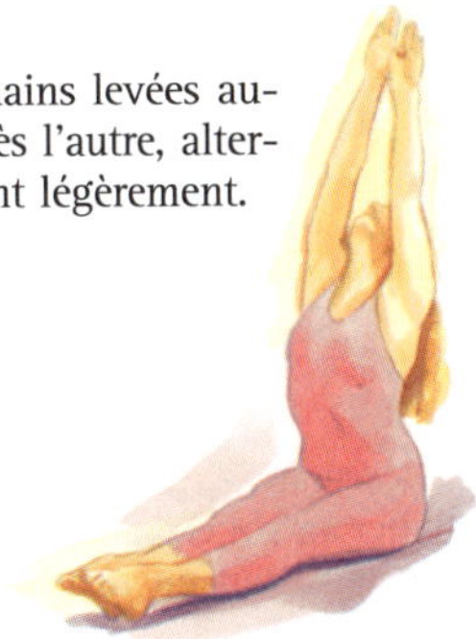

2 Retenez votre respiration en regardant vos mains levées au-dessus de la tête. Soulevez les épaules l'une après l'autre, alternativement, deux ou trois fois, en vous cambrant légèrement.

3 Étirez-vous vers le haut, en expirant. Tenez-vous les orteils, ou, à défaut, les chevilles. Pointez les orteils vers la tête, et respirez 10 secondes. En tenant la position, vous pouvez pratiquer l'agnisara. Levez les bras en inspirant, puis étirez-vous de la même façon. Baissez les bras en expirant. Recommencez une fois.

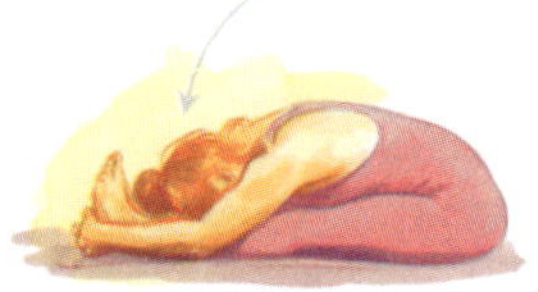

Pompe et étirement abdominal – AGNISARA

Inspirez et expirez. En retenant votre respiration, rentrez l'abdomen, puis faites-le saillir dans un mouvement de pompe, rapidement, six fois de suite. Après quoi, respirez normalement plusieurs fois.

Exercices respiratoires complémentaires

Asseyez-vous dans une position confortable, comme la posture facile/sukhasana (voir p. 85), jambes croisées, les mains sur les genoux ou au creux des cuisses. Respirez normalement 1 minute, puis pratiquez les exercices respiratoires nadi-sodhana et ujjayi (voir p. 51-53). Respirez de nouveau 1 minute avant d'exécuter les deux pranayamas suivants.

Shitali et shitakari refroidissent le corps, ce qui détend les nerfs et apaise le mental.

Shitali

Enroulez la langue en U, en la laissant dépasser un peu. Inspirez lentement et profondément par le bout de la langue, en vous concentrant sur la fraîcheur de l'air qui passe sur la face interne de la langue. Fermez la bouche, rentrez la langue, expirez par le nez, lentement, à fond, l'esprit détendu.

Faites cela six fois. Ensuite, respirez normalement un moment, et répétez l'exercice encore une fois. Attendez 30 secondes avant de passer au shitakari.

CONSEILS

Pratiquez ce pranayama les yeux clos, pour conserver votre calme intérieur. Gardez le dos et les épaules bien droits.

Tout le monde ne sait pas enrouler la langue en forme de U. À la place, vous pouvez garder les lèvres entrouvertes, et, en tirant un peu la langue, aspirer l'air qui passe sur le bout de la langue.

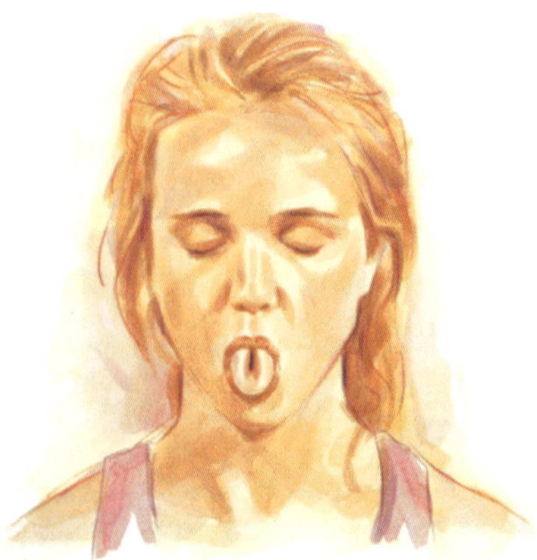

Shitakari

Levez le bout de la langue et roulez-la en arrière, pour appuyer le dessous de la langue contre le palais. Votre bouche s'entrouvre. Inspirez lentement et profondément par les côtés de la bouche, en vous concentrant sur le flux d'air frais qui s'écoule de part et d'autre de la langue. Fermez la bouche et expirez par le nez, lentement et à fond.

Faites cela six fois. Après quelques respirations normales, répétez le cycle.

Méditation sur la satisfaction

Vous pouvez conclure cette quinzaine par une séance de méditation de 15 minutes, ou pratiquer cette séance séparément.

En suivant la même procédure qu'au cours des quatre semaines précédentes, méditez environ 8 minutes sur la « paix » et la « liberté » (voir p. 55). Détachez votre esprit, sentez-vous détendu et respirez normalement 1 minute.

Maintenant, prenez conscience du souffle qui entre et ressort, de la fraîcheur intérieure de la tête et de la chaleur dans le bas des narines. Au bout d'un moment, tâchez de vous concentrer sur cette fraîcheur, loin à l'intérieur de la tête, même lorsque vous expirez, en oubliant votre chaleur intérieure.

À chaque inspiration, renouvelez cette sensation de fraîcheur et imaginez-la remonter à l'intérieur de la tête. À intervalles réguliers, répétez « satisfaction », « profonde satisfaction », « je suis une âme satisfaite ». Absorbez-vous dans la méditation, laissez-vous aller, ouvrez-vous à cette sensation d'harmonie intérieure qui vous emplit la conscience, tandis que la sensation de fraîcheur remonte à l'intérieur du crâne.

Après 5 minutes environ, détachez votre esprit, respirez normalement 1 minute ou 2 et concluez cette méditation en vous détendant.

Posture facile
SUKHASANA

En pratiquant la méditation et les exercices respiratoires, vous pouvez vous asseoir jambes croisées, les mains posées avec légèreté sur les genoux, le bout de l'index au contact du pouce, ou, si vous préférez, les mains au creux des cuisses. Pour plus de confort, vous pouvez placer un coussin sous les fesses.

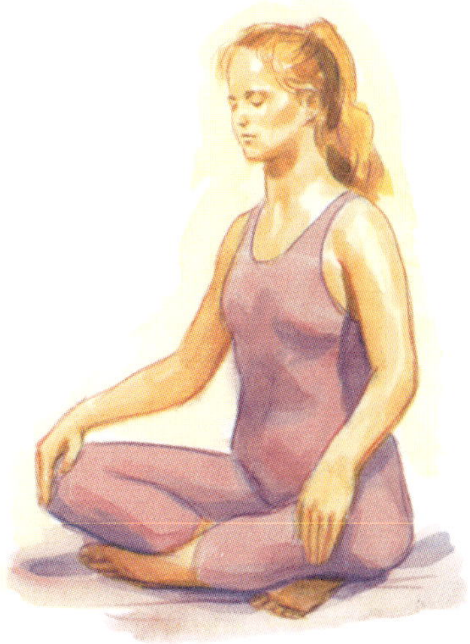

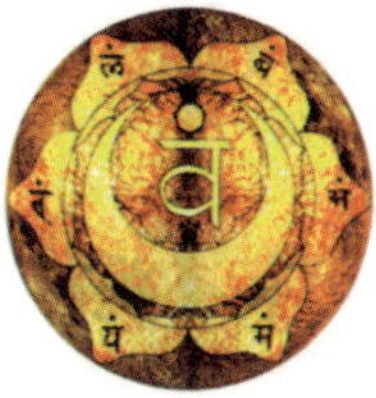

Chapitre 6

Semaines 7 et 8

Au cours des semaines 7 et 8, remplacez la série des postures sur les épaules (voir p. 70-75) par la série des postures du cobra (p. 92). Il s'agit de trois mouvements simples vers l'arrière, centrés sur la région lombaire, et de trois mouvements vers l'avant. Comme dans la série des postures sur les épaules, avant de vous lancer dans ces étirements arrière, exécutez une contre-posture.

Après les neuf étirements de base des semaines 1 et 2 (voir p. 38-45), commencez par la posture du salut (voir p. 88), puis passez à une posture semi-inversée, la demi-posture sur la tête (voir p. 89), et terminez par une variation de la posture du chien (voir p. 90).

Les postures inversées et semi-inversées libèrent la tension : elles améliorent la circulation dans le cerveau, font respirer profondément et apaisent le mental. L'accroissement du débit sanguin améliore la santé et l'équilibre hormonal, en assurant le bon fonctionnement de l'hypophyse. La posture du salut, la demi-posture sur la tête et la posture du chien exercent, comme la posture sur les épaules (voir p. 70-75), un puissant effet sur tous les organes. Les positions inversées et semi-inversées, en soulageant le bas des poumons et les organes du haut de l'abdomen de la pression du diaphragme, les massent et les tonifient en douceur. Surtout, ces quelques minutes de meilleure irrigation du cerveau apaisent le mental et soulagent le stress.

Postures du salut

Les postures du salut étirent la colonne vertébrale et les muscles du dos, régénèrent les terminaisons nerveuses vertébrales et libèrent la tension accumulée. Respirer avec les cuisses contre l'abdomen permet au mouvement naturel du diaphragme de masser en douceur les organes de cette partie du corps.

Pratiquez toutes ces postures les yeux fermés. Cela vous aidera à préserver votre calme intérieur.

Posture du salut

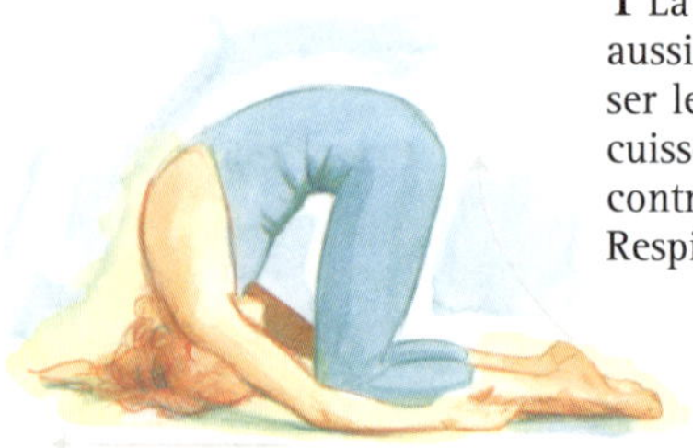

1 La tête posée au sol, levez les hanches aussi haut que possible, en faisant glisser les mains vers les pieds. Gardez les cuisses verticales, le sommet du crâne contre le sol et la nuque en extension. Respirez 20 secondes.

CONSEIL

Passé 30 ans, pratiquez régulièrement les exercices inversant le poids du corps, comme la demi-posture sur la tête, qui compensent la perte progressive de densité osseuse.

2 Inspirez. En expirant, descendez les fesses sur les talons. Détendez la nuque, le front posé au sol. Respirez normalement. Étirez les bras, les paumes contre le sol. Respirez 10 secondes. Recommencez deux fois. Redressez-vous en inspirant, puis expirez.

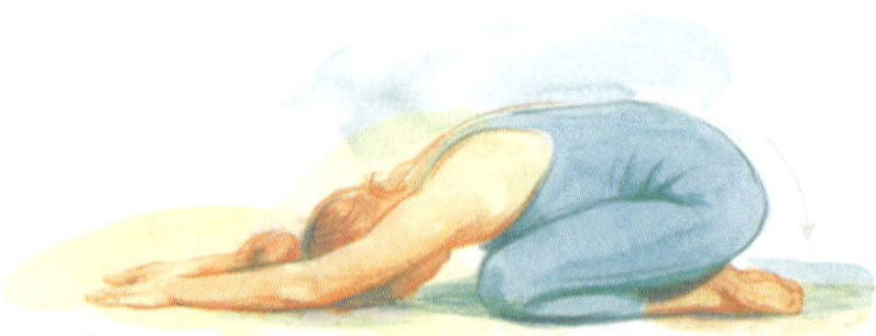

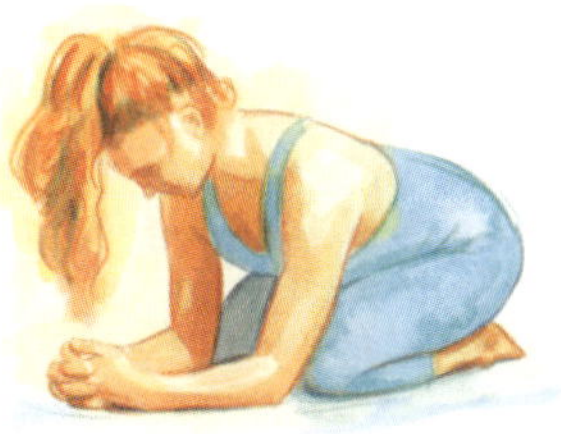

En cas d'hypertension, d'ostéoporose ou d'arthrite des vertèbres cervicales, ne pratiquez pas la demi-posture sur la tête.

Demi-posture sur la tête

1 Asseyez-vous sur les talons, les jambes jointes. Placez les coudes sur le sol, devant les genoux. L'écartement des coudes doit être égal à la longueur de l'avant-bras. Entrecroisez les doigts en triangle.

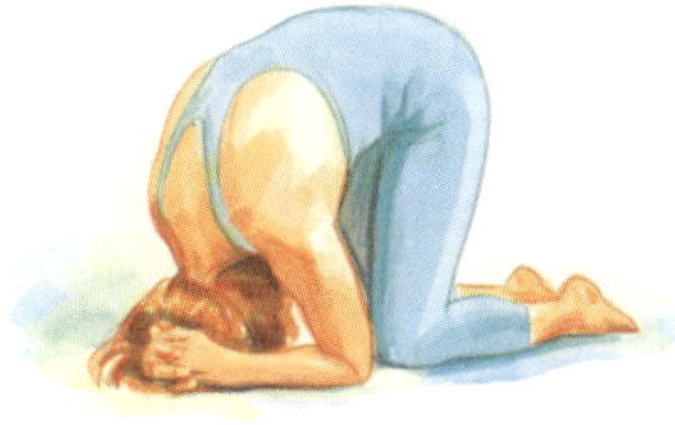

2 Posez le sommet du front sur le sol, l'arrière de la tête dans le creux des mains.

La demi-posture sur la tête porte ce nom parce qu'elle sert souvent à préparer le corps à la posture sur la tête (mais c'est une posture à part entière).
Dans ces deux postures l'essentiel du poids du corps repose sur les avant-bras et les épaules, et non sur la tête.
La demi-posture sur la tête muscle les bras et les épaules, des parties du corps souvent trop peu développées et plus fragiles.
Elle fait porter le poids du corps sur les membres supérieurs : cela est très bon car, mécaniquement, le poids du corps exerce une contrainte sur les os des bras, ce qui contribue à maintenir la teneur en minéraux dans les os.
Après avoir pratiqué les postures inversées, couchez-vous sur le ventre, la tête sur le côté, les jambes allongées, les gros orteils l'un contre l'autre, les talons vers l'extérieur et les bras le long du corps.
Détendez-vous 1 minute ou 2.

3 En maintenant fermement les avant-bras, les mains et la tête au sol, levez les hanches jusqu'à ce que les genoux soient bien en extension. Respirez 10 secondes. En appuyant les orteils et les avant-bras au sol, levez les hanches encore un peu plus haut. Laissez les avant-bras supporter le poids du corps et placez aussi peu de poids que possible sur la tête. Faites venir les orteils vers la tête, que le dos soit aussi droit que possible. Respirez 20 secondes.

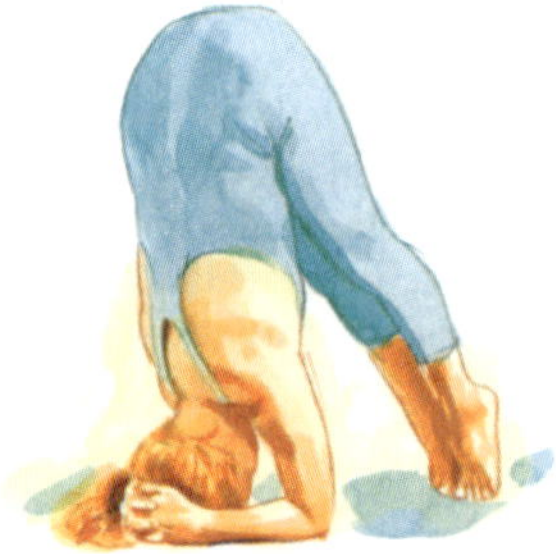

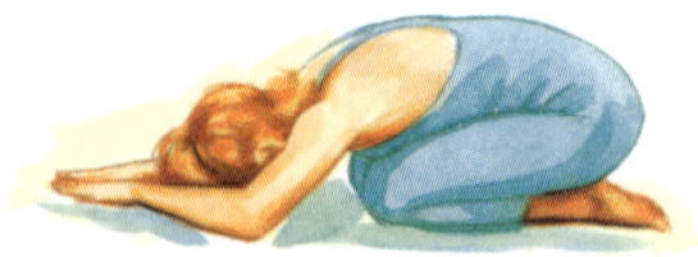

4 Inspirez, retenez votre respiration, descendez les genoux vers le sol et les fesses jusqu'aux talons, en expirant, tout en plaçant les mains au sol de part et d'autre de la tête, en faisant glisser les paumes vers l'avant. Ramenez les bras en arrière, comme dans la posture de l'enfant (voir p. ci-contre). Respirez normalement.

Posture du chien
SWANASANA

Répétez les étapes 1, 2 et 3. En maintenant la tête et les pieds au sol, placez les mains par terre, à côté du crâne. En les plaquant au sol, levez la tête, les coudes bien en extension. Faites porter le poids du corps sur les pieds. Laissez pendre la tête entre les bras. Détendez la nuque. Respirez 20 secondes. Inspirez, retenez votre respiration et puis expirez, en descendant les genoux et les fesses, comme à l'étape 4. Respirez 10 secondes et redressez-vous.

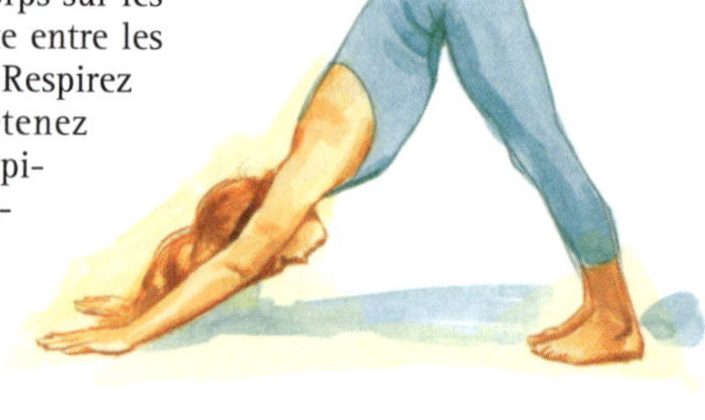

Posture de l'enfant

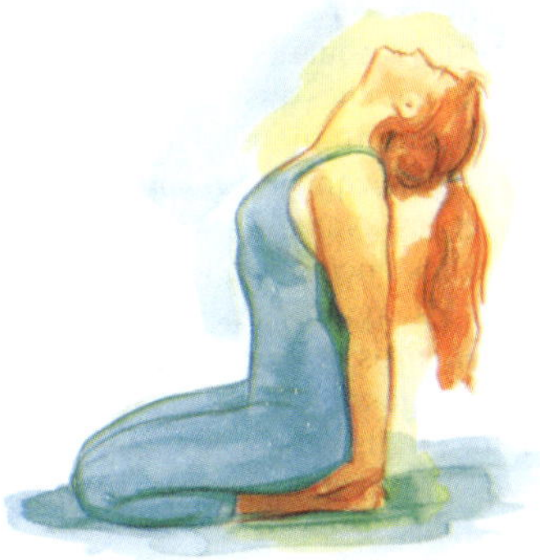

1 Asseyez-vous sur les talons. Placez les mains dessus. Penchez-vous en arrière, la tête renversée, en inspirant.

2 Inclinez-vous lentement vers l'avant, en expirant. Placez le front sur le sol, près des genoux, en relâchant les talons. Posez le dos des mains sur le sol. Détendez la nuque et les épaules. Respirez 10 secondes. Sentez-vous paisible et reposé.

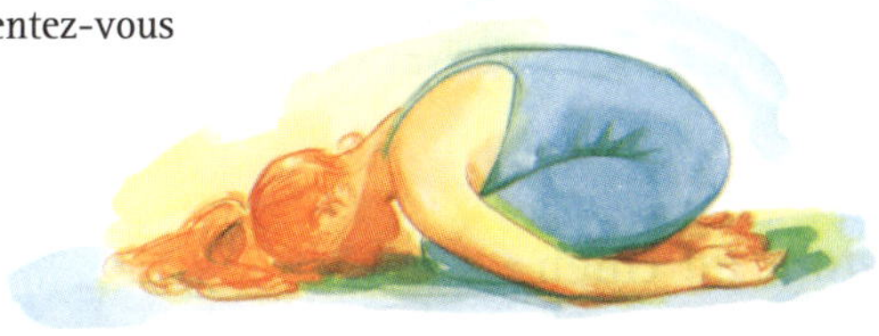

La posture de l'enfant est une bonne posture pour se reposer 1 ou 2 minutes après une séance d'asanas de base. Elle étire fortement la colonne vertébrale, à 110°, détend les ligaments vertébraux et les muscles du dos. Elle soulage l'écrasement des disques intervertébraux du bas de la colonne, écrasement dû à la station debout. De surcroît, respirer avec l'abdomen contre les cuisses permet au diaphragme de stimuler les organes en douceur, par un léger massage. Enfin, cette position améliore la circulation au niveau du visage, ce qui est bon pour les yeux, les oreilles et les muscles faciaux.

Posture du cobra

BHUJANGASANA

La cambrure de la posture du cobra – l'un des principaux asanas – assouplit la colonne vertébrale et régénère les terminaisons nerveuses de la moelle épinière. L'état de la colonne influence notre santé physique et mentale, parce que la moelle épinière achemine les impulsions nerveuses à destination du cerveau, et depuis le cerveau dans tout l'organisme.

Cette posture, qui comprime légèrement l'abdomen et masse les organes, soulage les troubles menstruels ou les problèmes ovariens et utérins. La courbure du dos masse les glandes surrénales, et des glandes surrénales en bon état contribuent au contrôle de la réponse au stress et au métabolisme.

CONSEIL
Veillez à ne pas arrondir les épaules et à conserver le visage détendu.

1 Placez les paumes de part et d'autre de la poitrine, le bout des doigts dans l'alignement des épaules, les coudes tout près du corps. Posez le front au sol et maintenez les orteils orientés vers l'arrière.

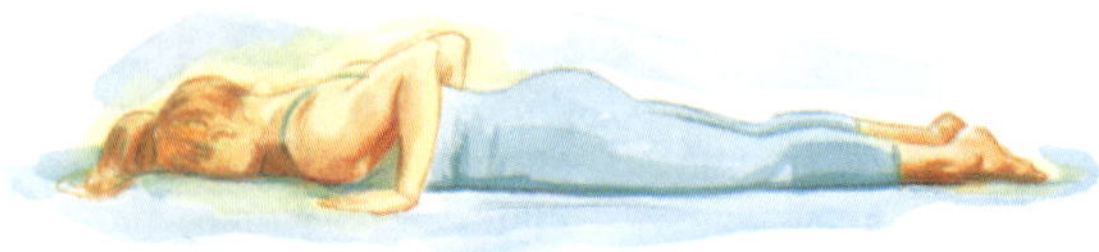

2 D'abord, étirez la nuque en appuyant le menton contre la poitrine. Relevez la tête vers l'arrière, en inspirant et en comptant jusqu'à trois, les paumes légèrement appuyées au sol, les épaules détendues. Retenez votre respiration.

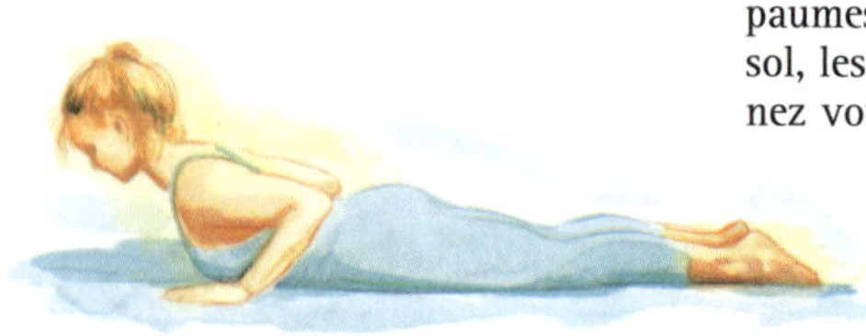

3 Levez la poitrine en gardant la tête penchée en arrière et les paumes légèrement décollées du sol. En comptant de quatre jusqu'à six, pressez le bas de l'abdomen et le pelvis contre le sol.

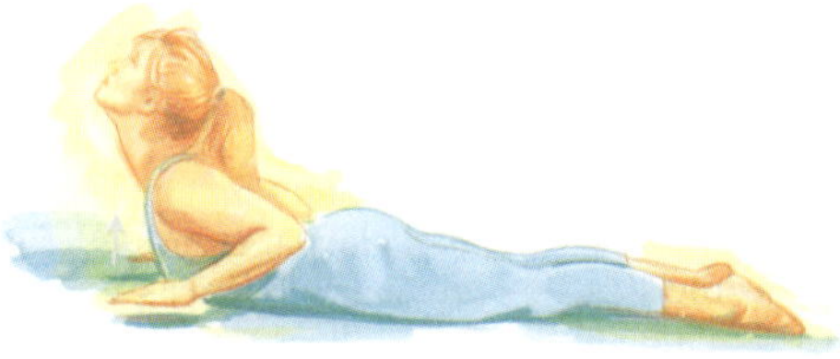

4 Quand vous ne pouvez plus lever la poitrine, appuyez sur les paumes en arrivant au chiffre sept, et courbez-vous un peu plus vers l'arrière en comptant jusqu'à neuf. Maintenant, expirez et respirez 20 secondes en tenant la position et en ramenant les épaules vers l'arrière, les coudes légèrement fléchis.

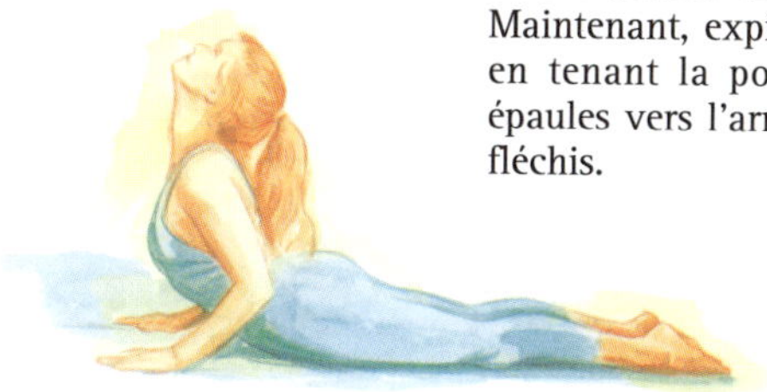

5 Inspirez profondément et retenez votre respiration. En maintenant la tête en arrière, descendez la poitrine en comptant jusqu'à trois. Une fois arrivé au chiffre quatre, décollez légèrement les paumes du sol. Expirez lentement, en descendant la poitrine mais en maintenant la tête en arrière. Comptez de cinq jusqu'à sept, en posant le menton et les paumes au sol. Une fois arrivé à huit et neuf, laissez le front venir au contact du sol. Respirez 10 secondes. Recommencez une fois, puis reposez-vous.

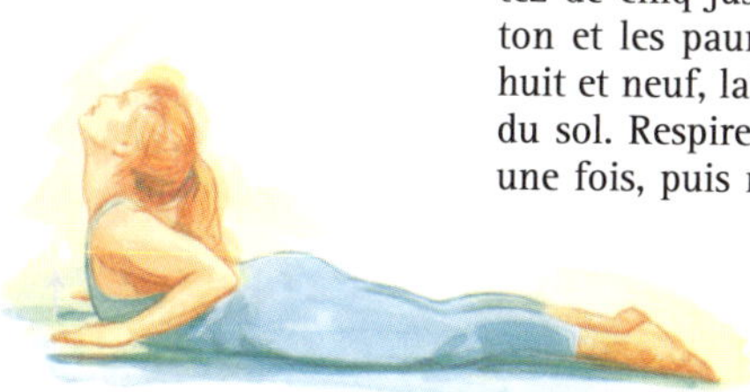

Posture de la lune
SHASHANKASANA

N'enchaînez pas la posture de la sauterelle après le cobra, car il s'agit aussi d'un étirement arrière. Intercalez une contre-posture pour soulager la tension dans les reins. C'est la posture de la lune, à partir de la position couchée.

Vous avez déjà exécuté partiellement cette posture à la fin de la posture du salut (voir p. 88). Les mouvements vers l'arrière et vers l'avant de la posture de la lune font travailler la colonne et les muscles du torse. En tenant cette posture sur plusieurs cycles respiratoires, vous obtiendrez les mêmes résultats qu'avec la posture de l'enfant (voir p. 91).

1 Reposez-vous un moment après la posture du cobra, puis placez les paumes sur le sol de part et d'autre de la tête.

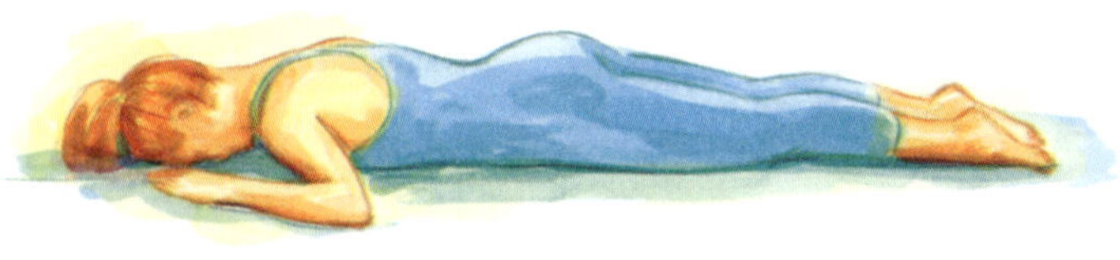

2 Inspirez et retenez votre respiration. Les paumes et les genoux appuyés au sol, soulevez-vous en poussant les hanches vers l'arrière.

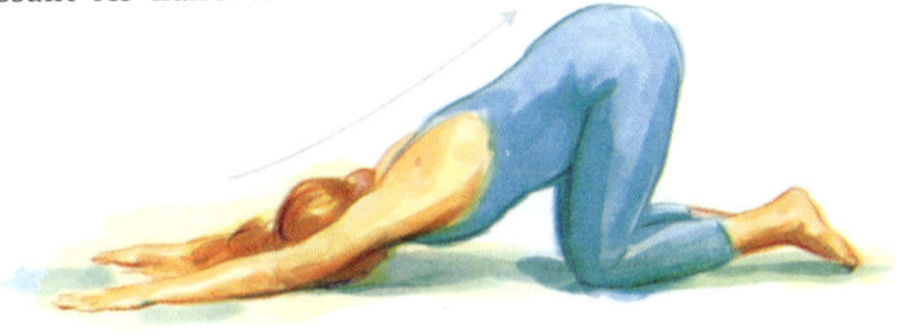

3 En expirant, ramenez les mains en arrière, en les faisant glisser jusqu'à ce que les fesses reposent sur les talons. Maintenant, en étirant les bras, joignez les paumes, pouces croisés. Respirez 20 secondes.

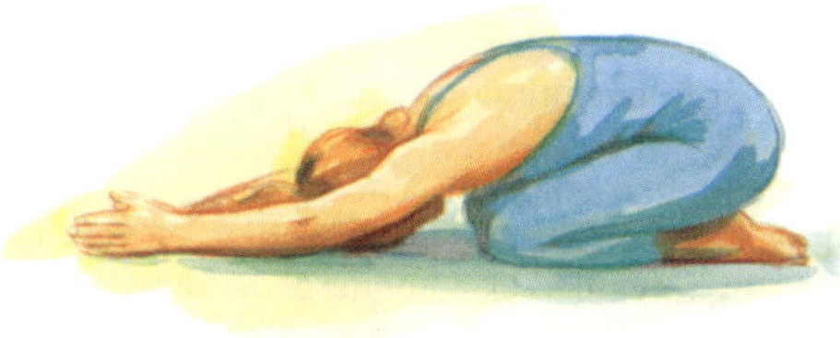

4 Amenez les paumes vers vous, en pliant les poignets, jusqu'à ce qu'ils viennent au contact de la tête. Respirez 10 secondes.

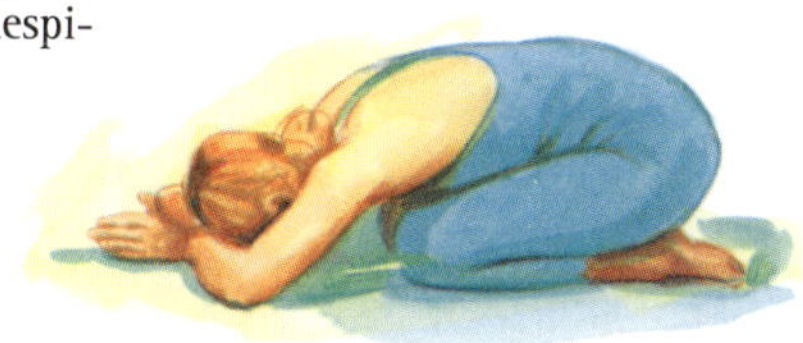

5 Ramenez les bras en arrière. Joignez les paumes au-dessus des hanches, les doigts pointés vers l'arrière. Respirez 10 secondes. Étirez les bras en avant, les paumes au sol. Inspirez et retenez votre respiration. Les paumes appuyées au sol, poussez le front en avant, tout en expirant, jusqu'à ce que la poitrine et l'abdomen viennent à plat contre le sol. Descendez les bras le long du corps et reposez-vous 1 minute.

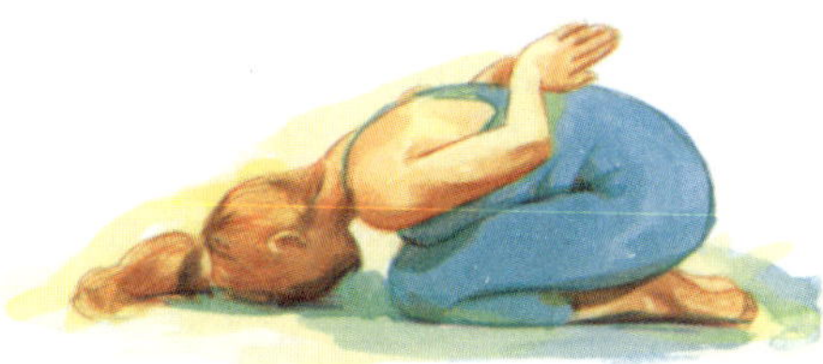

La sauterelle SALABHASANA

La sauterelle complète la posture du cobra (voir p. 92) et la flexion arrière (voir p. 62). Cette posture redresse les muscles des épaules, des fesses, du dos et assouplit la colonne vertébrale. Comme la posture du cobra, elle masse les organes abdominaux, ce qui régule la digestion, avec plus encore d'effet sur la région pelvienne.

Avant la sauterelle complète, commencez par une demi-sauterelle. Au début, lever les jambes très haut au-dessus du sol sera difficile. Toutefois, une pratique régulière développera peu à peu votre force musculaire et vous pourrez lever plus haut les jambes.

Une fois que vous aurez levé les deux jambes au-dessus du sol, s'il est trop difficile de les écarter, ne le faites pas. Si vous y arrivez, ce mouvement vous massera la région pelvienne.

Demi-sauterelle

1 Couchez-vous sur le ventre, le menton contre le sol, les bras le long du corps, les jambes droites. Serrez les poings et tenez-les joints en les faisant passer sous le corps à hauteur de l'aine, le dos des mains face au sol. Gardez les poings dans la position qui donne le plus d'effet de levier. Le but est de lever les jambes, en appuyant les poings au sol.

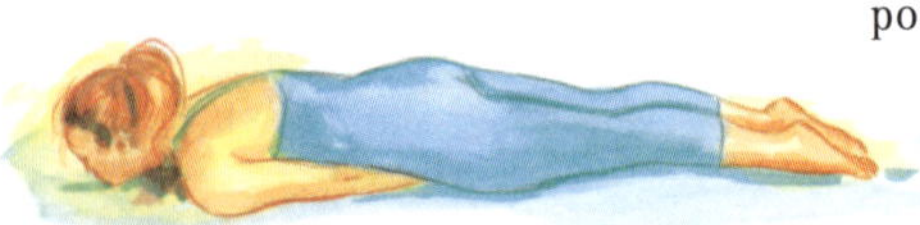

2 Inspirez profondément, retenez votre respiration et levez la jambe gauche aussi haut que possible, sans plier les genoux, les poings et les épaules au sol. Gardez la jambe droite détendue, ne décollez pas la hanche du sol, et ne laissez pas la jambe tourner vers l'extérieur. Retenez votre respiration 5 secondes, puis descendez la jambe en expirant. Respirez deux ou trois fois. Faites de même côté droit. Recommencez une fois de chaque côté.

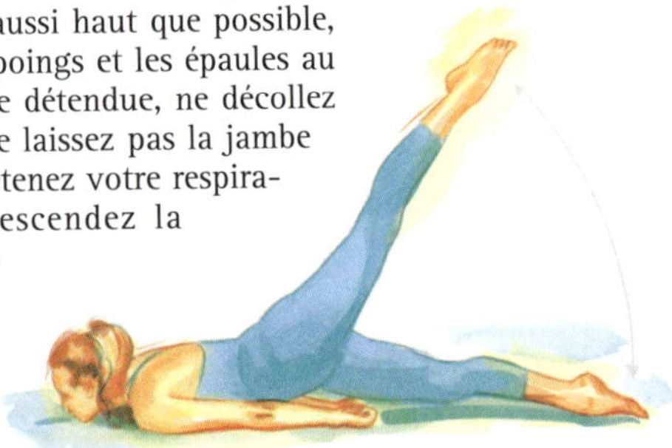

Sauterelle

1 Allongez-vous dans la même position de départ, comme pour la demi-sauterelle, première étape.

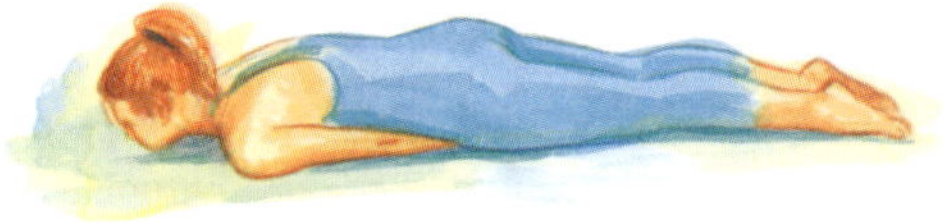

2 Après quelques cycles respiratoires normaux, inspirez profondément, retenez votre respiration, et levez les deux jambes jointes. Tenez la position, respirez 5 secondes. Puis descendez les jambes en expirant. Recommencez une fois, et respirez normalement.

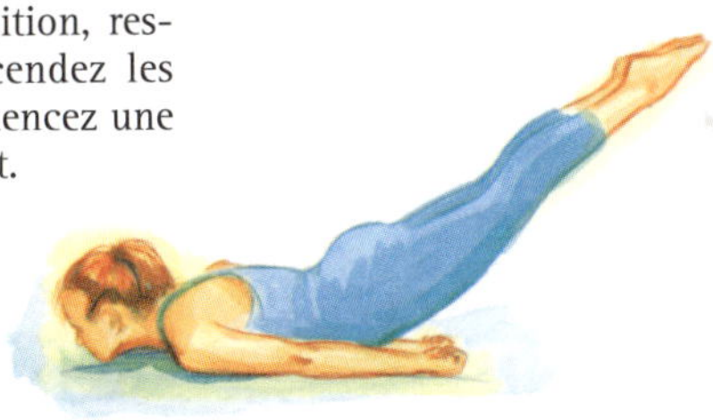

3 Inspirez et retenez votre respiration. Les bras et les mains en extension derrière le corps, à plat sur le sol, levez les deux jambes. Puis écartez-les au maximum, en expirant. Joignez-les dans cette position dressée, en inspirant. Recommencez une fois. Descendez les jambes, en expirant. Placez les bras le long du corps, les paumes vers le ciel, et reposez-vous, 1 ou 2 minutes, la tête tournée sur le côté.

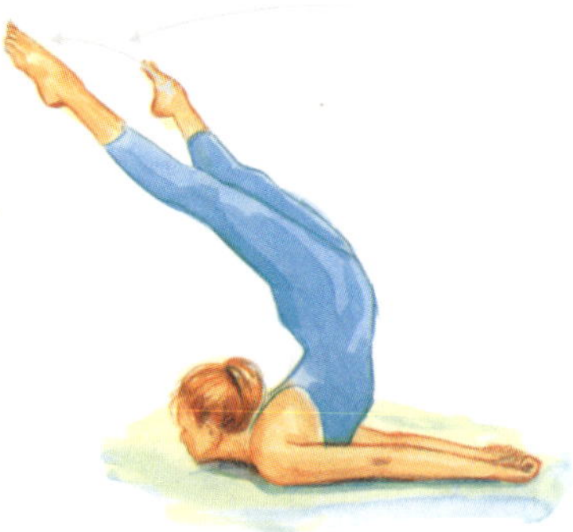

Posture du chat

VYAGHRASANA

Avant d'exécuter la posture de l'arc (voir p. 100), pratiquez une contre-posture comme le chat, qui fait travailler la colonne vertébrale. La rotation du torse vers le haut et vers le bas, l'étirement et la flexion des jambes assouplissent la colonne et musclent les jambes.

Dans la posture du chat, le dos est étiré et cambré vers l'avant, puis vers l'arrière. Ce mouvement étire les muscles dorsaux. Il fait également jouer les petites jointures situées entre les arcades postérieures des vertèbres, tout en entretenant la mobilité de la colonne vertébrale.

1 Asseyez-vous sur les talons, les avant-bras et les paumes au sol, les coudes devant les genoux.

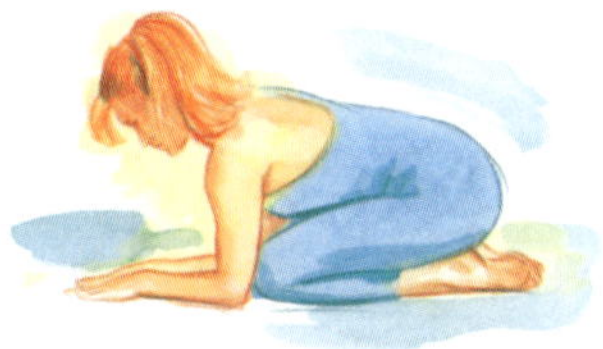

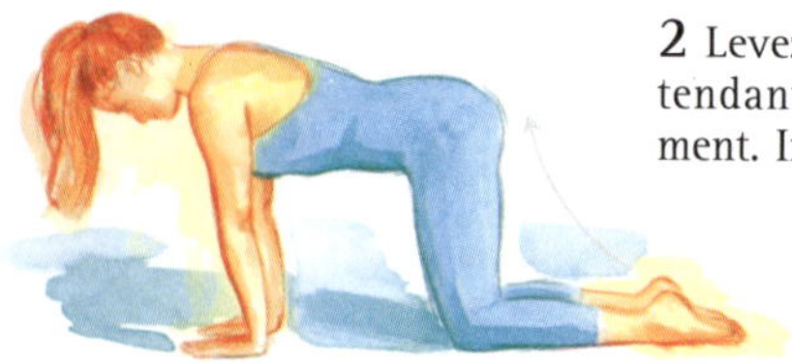

2 Levez les hanches et les épaules, en tendant les bras. Respirez normalement. Inspirez.

3 Ensuite, en arrondissant le dos aussi haut que possible, expirez et baissez la tête entre les bras. Respirez normalement.

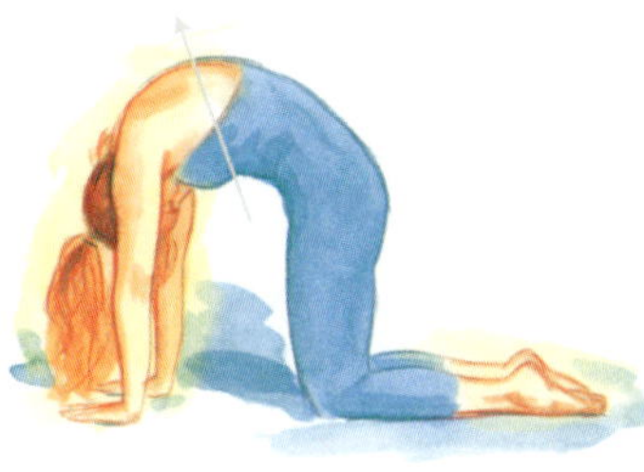

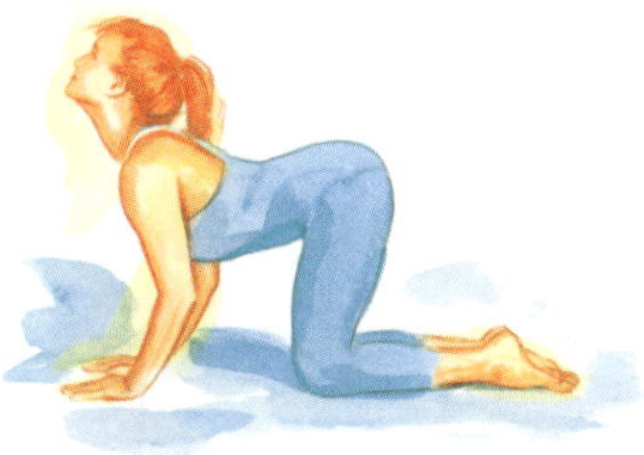

4 En inspirant, fléchissez la poitrine vers le bas, en pliant légèrement les coudes, et relevez la tête. Retenez votre respiration pendant 5 secondes. En expirant, relevez le dos comme à l'étape 3, et recommencez trois fois. Asseyez-vous sur les talons et respirez normalement.

5 Reprenez la position de l'étape 2, et respirez plusieurs fois. En inspirant, étirez la jambe gauche vers l'arrière, aussi haut que possible, en levant la tête et en fléchissant un peu la poitrine, tout en pliant légèrement les coudes. Retenez votre respiration 5 secondes.

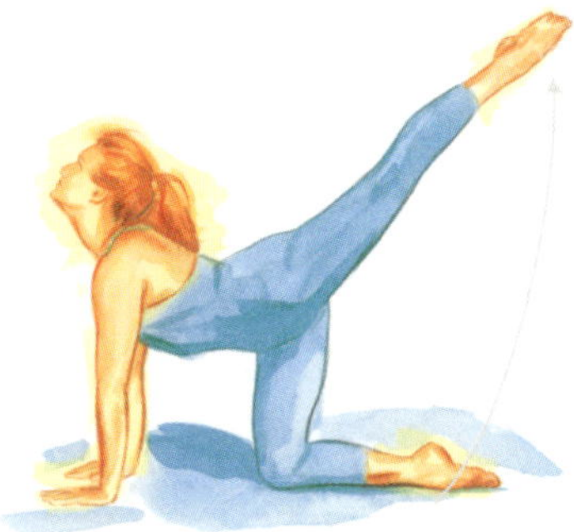

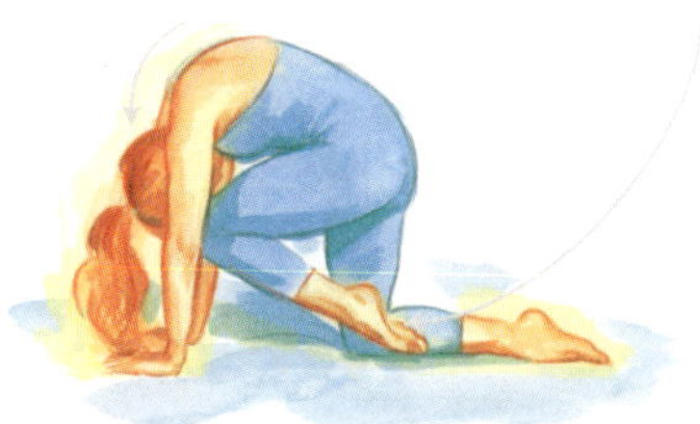

6 En expirant, pliez le genou gauche en avant, en maintenant les bras tendus et en cambrant le dos, tout en portant le front au contact du genou. Respirez normalement. Recommencez une fois. Baissez le genou et revenez à la position de l'étape 2. Respirez de nouveau normalement. Recommencez deux fois avec la jambe droite. Baissez le genou, asseyez-vous sur les talons et respirez normalement.

Posture de l'arc
DHANURASANA

La posture de l'arc combine les effets des postures du cobra (voir p. 92) et de la sauterelle (voir p. 96). Dans cette posture, on comprime encore plus les organes de l'abdomen, et la totalité de la colonne vertébrale est cambrée, de la nuque jusqu'aux reins, ce qui libère la tension de la colonne et du plexus solaire, mais remédie aussi aux états d'asthénie.

En massant le pancréas, la posture de l'arc équilibre et régule la sécrétion de glycogène et d'insuline. Les reins travaillent mieux, ce qui nettoie et purifie le sang. Cette posture tonifie le tube digestif sur toute sa longueur et remédie aux paresses du foie, du gros intestin ou de l'intestin grêle. Elle stimule aussi les glandes de la région de l'estomac (rate, pancréas), aide à la digestion, et améliore le fonctionnement de la thyroïde et des glandes surrénales.

CONSEILS

Avant l'arc complet, préparez-vous avec les étirements du demi-arc, des deux côtés du corps. Après l'arc, détendez-vous dans la posture de l'enfant (voir p. 91) pendant un court moment. Il est plus facile d'exécuter cette posture genoux écartés (genoux joints si vous êtes assez souple).

Demi-arc

1 Couchez-vous sur le ventre, le front contre le sol. Étendez le bras droit. Tenez le pied droit dans la main gauche, si possible à hauteur de la cheville. Respirez 5 secondes.

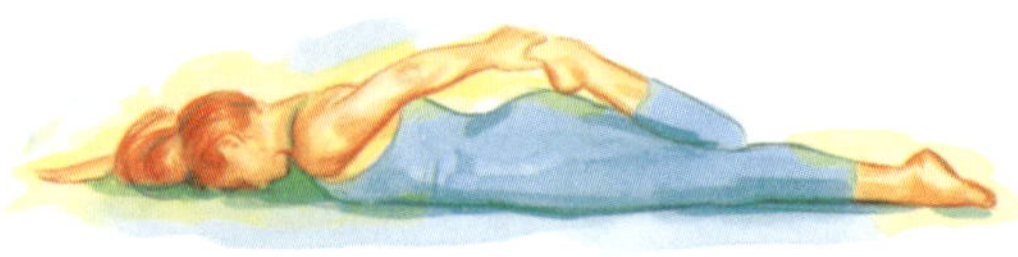

2 En inspirant, cambrez-vous en arrière en levant le genou droit au-dessus du sol, en basculant la tête en arrière et en levant le bras droit en l'air. Maintenez la jambe gauche à plat sur le sol. Tenez la position et respirez 5 secondes. En expirant, descendez le genou droit, la poitrine, le front et le bras droit jusqu'au sol. Respirez normalement, puis répétez cet étirement. Recommencez deux fois de l'autre côté. Reposez-vous, la tête tournée sur le côté.

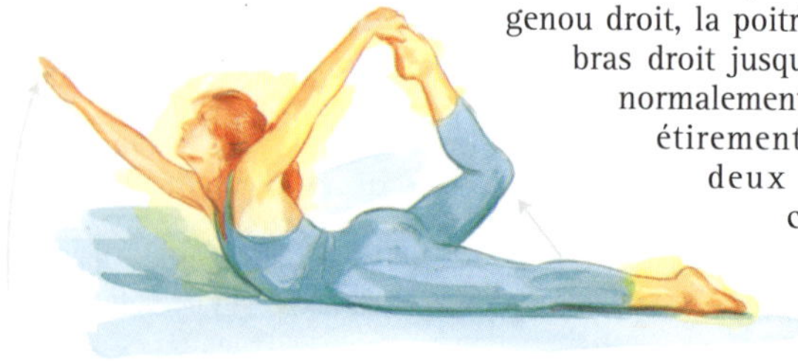

Posture de l'arc

1 Couchez-vous sur le ventre, avec le front contre le sol, les bras le long du corps, et les jambes allongées.

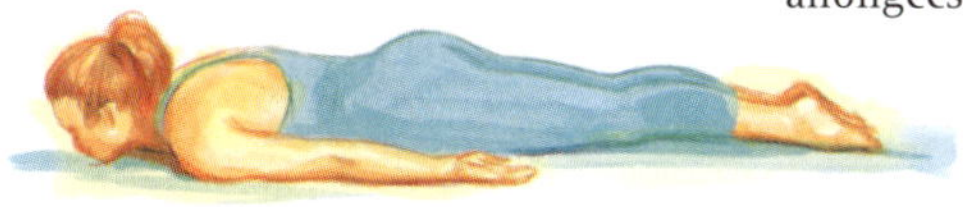

2 Saisissez fermement vos pieds ou vos chevilles, en gardant les gros orteils l'un contre l'autre. Respirez plusieurs fois normalement.

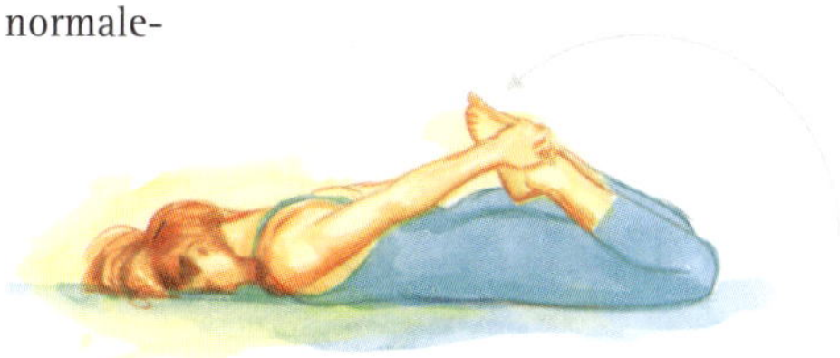

3 Tirez les pieds vers le haut, en cambrant le dos et en basculant la tête en arrière, tout en inspirant. Faites reposer le poids du corps sur le bas de l'abdomen, le pelvis et le haut des cuisses. Retenez votre respiration 5 secondes. En expirant, descendez les genoux, la poitrine et le front vers le sol. Respirez 10 secondes. Recommencez une fois.

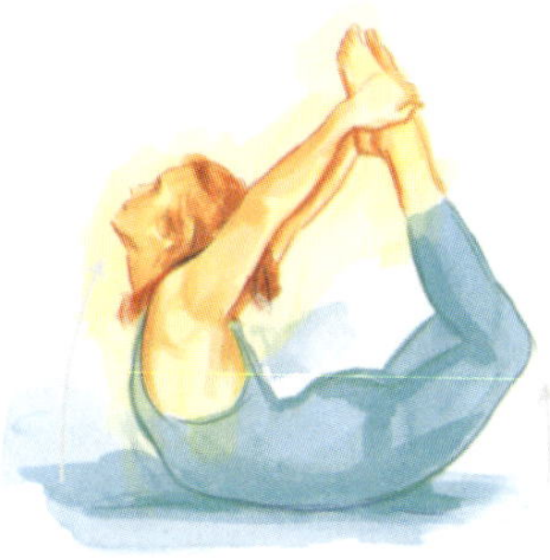

Une fois que vous êtes dans la posture de l'arc, vous pouvez vous balancer en avant en expirant, et en arrière en inspirant, plusieurs fois, et vous balancer sur le côté, de gauche à droite. Ces deux mouvements de balancier massent bien les organes.

Torsion vertébrale simple

MERU-VAKRASANA

Bien que cette posture n'appartienne pas à la série du cobra (voir p. 92), vous pouvez conclure cette séance par cette forme simple de torsion vertébrale, afin d'équilibrer vos étirements. Ce mouvement complète les exercices de la colonne vertébrale et des organes du thorax.

PRANAYAMA ET MÉDITATION

Pour compléter cet exercice, détendez-vous 5 minutes dans la posture du cadavre (voir p. 50), poursuivez par les exercices respiratoires des pages 51-53 et terminez sur une méditation de 15 minutes (voir p. 85).

1 Asseyez-vous, les jambes tendues, devant vous. Posez le pied gauche sur le sol, par-dessus le genou droit. Logez le genou gauche au creux du coude droit, la paume de la main sur la cuisse gauche. Gardez la hanche gauche bien droite. Placez le bras gauche dans le dos, le revers de la main à hauteur de la taille, côté droit. Tournez la tête à gauche, en la levant légèrement. Repoussez l'épaule gauche vers l'arrière. Respirez 20 secondes.

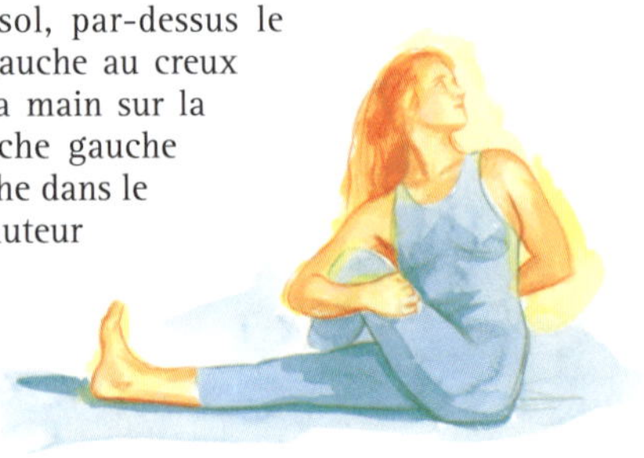

2 Inspirez et retenez votre respiration. En expirant, penchez la tête vers le bas, le menton contre la poitrine, et faites une rotation du menton vers la droite, jusqu'à ce que le nez touche le bras droit. Ne levez pas la tête. Poussez l'épaule gauche vers l'avant. Respirez 10 secondes. En inspirant, faites une rotation identique du menton, cette fois vers la gauche. Repoussez l'épaule gauche vers l'arrière. Retenez votre respiration 5 secondes et expirez. Recommencez une fois. Répétez les étapes 1 et 2 de l'autre côté. Détendez-vous.

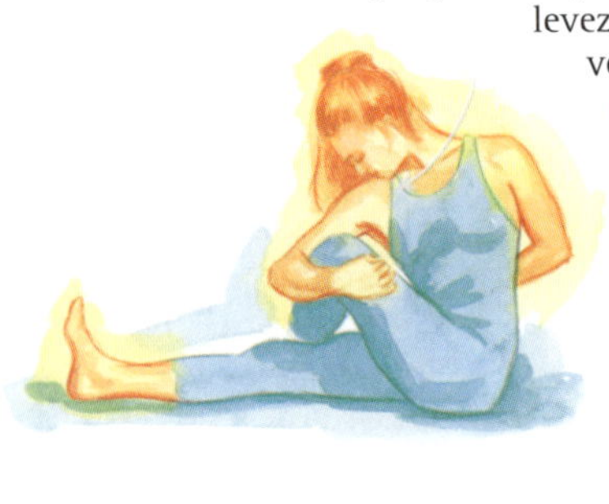

Demi-torsion vertébrale
ARDHA-MATSYENDRASANA

La demi-torsion vertébrale tire son nom du grand yogi Matsyendra, qui fut l'un des premiers à dispenser l'enseignement du hatha-yoga. Cet asana étire latéralement les muscles de la colonne vertébrale, du dos et des hanches. Il masse les muscles abdominaux, soulageant ainsi les troubles digestifs. Il tonifie aussi la moelle épinière, les ligaments vertébraux et le système nerveux sympathique. La pratique de cette posture soulage la tension musculaire du dos et des hanches.

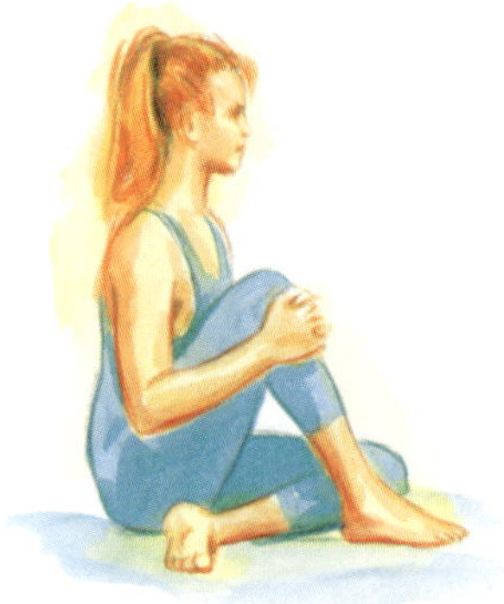

1 Asseyez-vous sur les talons, en gardant le dos droit. Genoux repliés, descendez les hanches jusqu'au sol, pour vous asseoir à la gauche de vos pieds. Levez le genou droit et placez le pied droit à plat sur le sol. Laissez la jambe gauche se coucher sur le côté, avec le pied gauche sous la jambe droite.

2 Placez le pied droit par-dessus le genou gauche et le pied gauche sous la hanche droite. Tenez la jambe droite par la cheville, si possible avec la main gauche. Posez l'avant-bras droit face aux reins, le dos de la main à gauche de la hanche. Pivotez sur la droite, en tournant la tête à droite. Tenez la position, en respirant librement 10 secondes. Libérez les bras de la position en inspirant. Regardez devant vous, abaissez les bras, en expirant. Étendez les jambes devant vous. Recommencez du côté opposé.

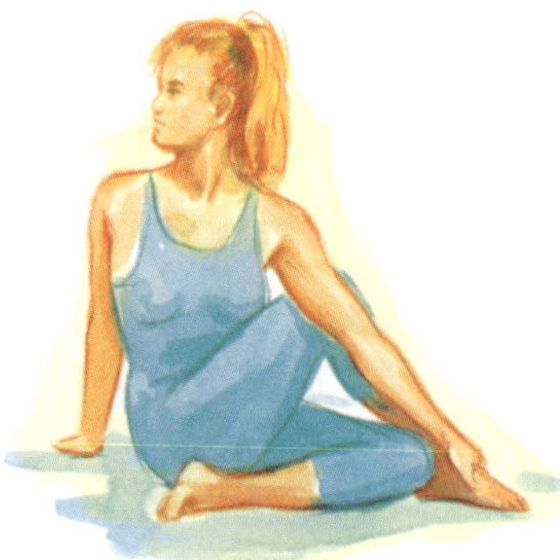

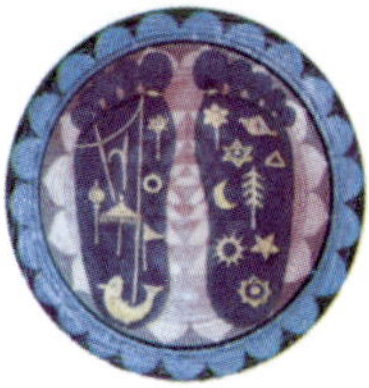

Chapitre 7

SEMAINES 9 ET 10

Au cours de la neuvième semaine, vous remplacez les flexions et les étirements lombaires des semaines 3 et 4 (voir p. 58-67), par les douze postures de surya-namaskara, ou salutation au soleil (voir p. 106-107). Cet exercice complet met en jeu tout le corps et fortifie l'ensemble de l'organisme. On avait coutume de pratiquer ces postures face au soleil levant, en accompagnant chacune d'entre elles d'un mantra récité à voix haute. Idéalement, pour un résultat vraiment tonique, pratiquez ces postures au soleil (sans vous exposez directement), de préférence à l'extérieur, ou dans une pièce ensoleillée. S'il n'y a pas de soleil, imaginer sa présence vous aidera beaucoup.

La salutation au soleil ne fait pas partie des asanas traditionnels du hatha-yoga, mais elle intègre plusieurs postures traditionnelles. Ces mouvements étirent et stimulent l'ensemble de l'organisme, relâchent les articulations, massent les organes et les glandes. Ils améliorent aussi la circulation sanguine et la respiration et détendent tout à fait le corps et l'esprit.

Pendant la séquence, respirez en rythme avec vos mouvements. Dans chacune des postures, n'oubliez pas d'inspirer et d'expirer. Pour un profit maximal, pratiquez cette séquence de mouvements avec lenteur, sans trop d'énergie. N'enchaînez pas les postures : observez une pause de 7 secondes entre chaque étape.

Salutation au soleil

Préparation à la posture

Debout, bien droit, les pieds joints, les bras le long du corps, détendez les épaules et les jambes. Placez l'avant-bras droit sur l'épaule gauche et l'avant-bras gauche en bas des reins.

Pivotez sur la gauche, en tournant la tête vers la droite pour exercer une légère torsion sur le dos. Pivotez sur la droite pour faire de même. Recommencez une fois de chaque côté. Regardez devant vous, relâchez les épaules et les jambes.

Salutation au soleil

1 Mettez-vous debout, les pieds l'un contre l'autre et les paumes jointes sur la poitrine. Inspirez.

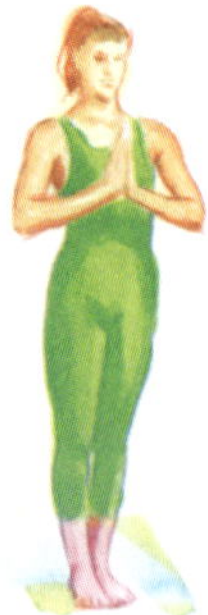

2 En expirant, penchez-vous en arrière. Croisez le pouce droit par-dessus le gauche. Étirez les bras en avant, levez-les en l'air en inspirant, cambrez-vous en arrière et respirez 7 secondes.

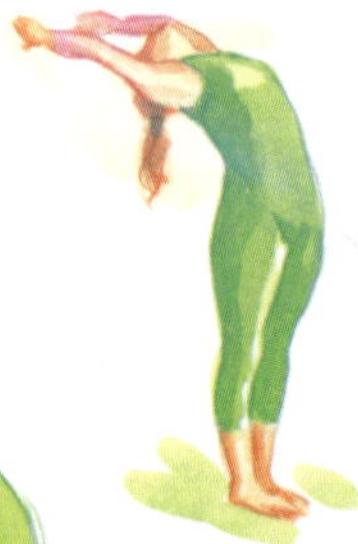

3 Étirez-vous en inspirant, et courbez-vous en avant tout en expirant, pour amener la tête à hauteur des genoux, le bout des doigts alignés sur les orteils. Respirez plusieurs fois, profondément.

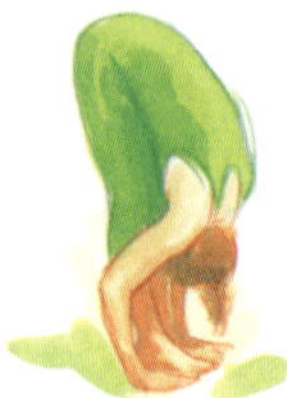

4 Inspirez, tendez la jambe gauche vers l'arrière, les orteils du pied gauche retournés, et regardez en l'air.

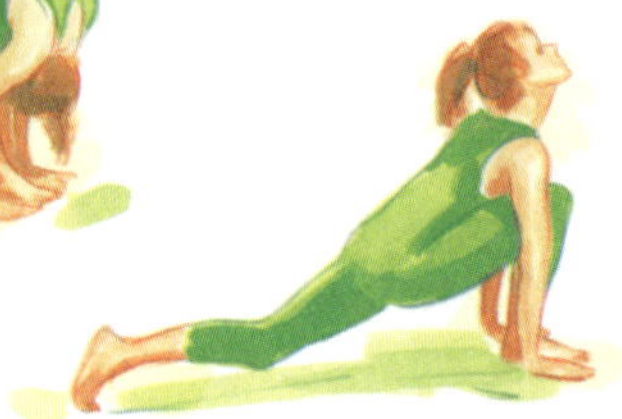

5 En inspirant, tendez les deux jambes derrière vous, en maintenant le corps rectiligne. Le poids du corps doit reposer sur les mains et les orteils. Respirez plusieurs fois.

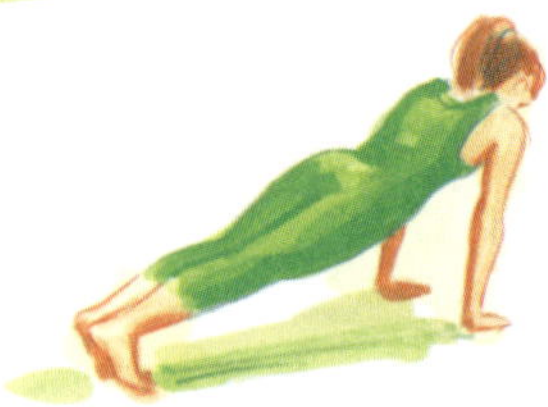

12 Redressez-vous en inspirant, et baissez les bras en expirant. Joignez les paumes. Relâchez-vous, comme lors de la séquence préparatoire de la salutation au soleil. Répétez le cycle, en commençant cette fois par le côté droit.

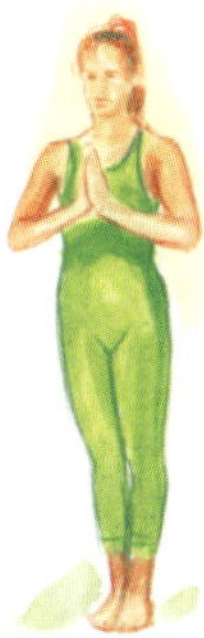

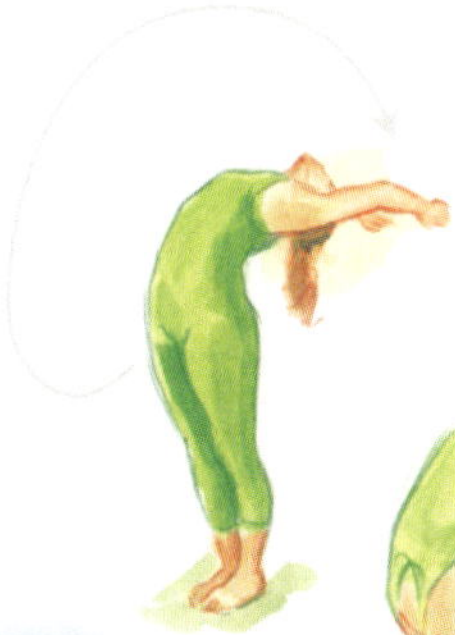

11 Le pouce droit croisé par-dessus le pouce gauche, tendez les bras en avant et, en inspirant, redressez-vous et étirez-vous vers l'arrière. Respirez plusieurs fois.

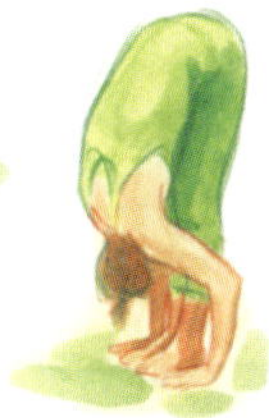

10 Inspirez et, en expirant, ramenez les jambes en avant. Jambes tendues, descendez la tête à hauteur des genoux en alignant les doigts sur les orteils. Respirez plusieurs fois.

CONSEILS

Au cours de la première semaine, ne faites que deux cycles de salutation au soleil. Puis allongez-vous et reposez-vous 2 à 3 minutes dans la posture du cadavre (voir p. 50). Pendant la seconde semaine, ajoutez aux étapes 3, 8 et 10 de ces deux cycles agnisara (voir p. 83), afin d'augmenter leur effet sur les organes abdominaux.

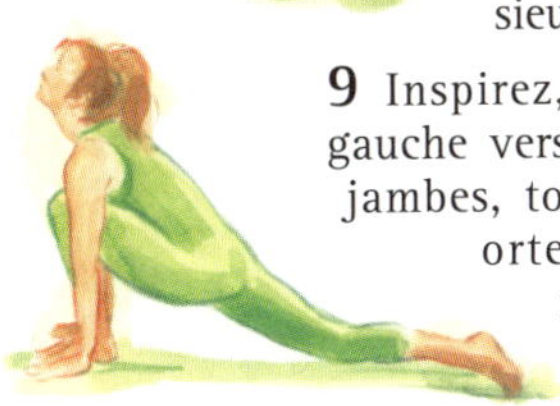

9 Inspirez, ramenez le pied gauche vers l'avant, entre les jambes, tout en gardant les orteils du pied droit retournés. Regardez en l'air. Respirez plusieurs fois.

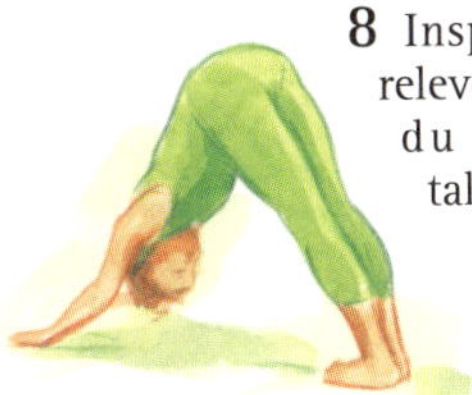

8 Inspirez et, en expirant, relevez-vous dans la posture du chien. Amenez les talons au contact du sol et remontez les hanches, le corps en V renversé. Respirez plusieurs fois.

6 Inspirez, posez la poitrine et les genoux au sol en expirant. Gardez les hanches légèrement rehaussées et les orteils retournés. Respirez plusieurs fois.

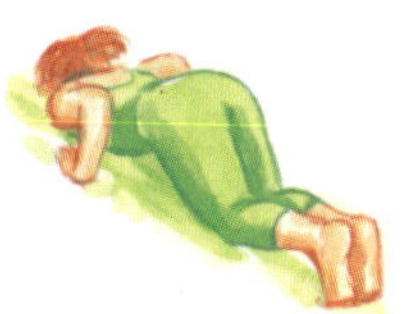

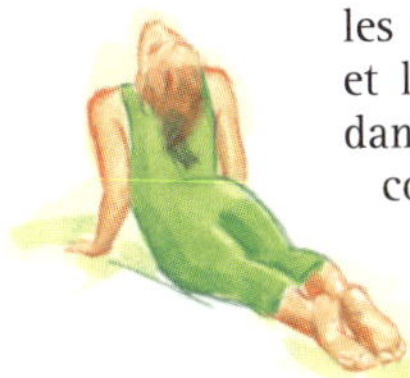

7 En inspirant, appuyez sur les mains en relevant la tête et la poitrine, tout en gardant les hanches au sol, les coudes fléchis et les pieds cambrés en arrière. Poussez les épaules vers l'arrière.

Nettoyer le système respiratoire

KAPALABHATI

Au cours de la dixième semaine, après le pranayama du nadi-sodhana (voir p. 51), suivi de l'ujjayi (p. 53), vous remplacerez shitali et shitakari (voir p. 84) par kapalabhati. *Kapala* veut dire le « front », ou le « crâne », et *bhati* signifie « nettoyer ». Dans cet exercice, vos poumons travaillent comme des soufflets, en pompant l'air avec force. Ce pranayama soulage le stress parce qu'il nettoie l'organisme, apaise le mental, génère et diffuse le prana dans tout le corps. Comme ce mouvement contracte rapidement et brusquement l'abdomen (en remontant le diaphragme), puis le détend, il fait travailler et dégage le bas des poumons. Ce mouvement de l'abdomen masse les organes à l'intérieur de cette partie du corps.

Si vous vous sentez pris de vertiges, interrompez l'exercice et respirez normalement pendant un moment, puis reprenez. N'exécutez pas ce pranayama si vous êtes enceinte ou si vous souffrez d'hypertension artérielle.

En vidant vos poumons d'un air vicié, vous leur apportez un air riche en oxygène qui purifie le sang, tonifie la circulation sanguine et nettoie le système respiratoire. De la sorte, vous vous éclaircissez l'esprit, vous améliorez votre concentration et vous atteignez le calme intérieur.

Nettoyage par le souffle

1 Asseyez-vous dans une position confortable, les épaules et le dos droits. Respirez profondément et lentement, deux fois, afin de relâcher les poumons.

2 Inspirez normalement, en laissant l'abdomen se dilater, puis expirez avec vigueur, en le contractant brusquement. Inspirez immédiatement, doucement, en relâchant l'abdomen, et laissez vos poumons se remplir d'air. Inspirez et expirez 50 fois en 30 secondes. Les deux dernières semaines, fixez-vous l'objectif de 60 respirations en 30 secondes.

CONSEILS

Durant cet exercice, gardez les yeux fermés en vous concentrant sur vos sinus. Respirez rapidement, mais sans contracter les muscles de la face.

3 Après avoir expiré brusquement une dernière fois, inspirez profondément, puis expirez lentement et complètement. Répétez cet exercice deux fois. Ensuite, inspirez lentement, en retenant votre souffle, appuyez le menton contre la poitrine, en gardant les épaules droites et en contractant les muscles du rectum. Retenez votre respiration 30 secondes dans cette position. Concentrez-vous sur le battement du cœur.

Relevez la tête et relâchez les muscles du rectum, tout en expirant. Respirez normalement. Effectuez un cycle supplémentaire.

Pour compléter cette séance par une méditation, allongez-vous et détendez-vous 5 minutes dans la posture du cadavre (voir p. 50). Sinon, détendez-vous 10 minutes et gardez cette méditation pour plus tard.

Méditation

Commencez par la même méditation que les jours précédents (voir p. 85). Ensuite, après 1 minute de relaxation, les yeux clos et en respirant normalement, concentrez-vous sur le flux du prana, sur la fraîcheur à l'intérieur de la tête et la chaleur dans la partie inférieure de vos narines. Poursuivez cet exercice 1 minute. À présent, passez à l'étape suivante, au moins 5 minutes.

Répétez-vous, en inspirant, et en vous concentrant sur cette fraîcheur : « La paix est ma véritable nature. » En expirant, attachez-vous à cette chaleur, à cet état « non conflictuel ». Essayez de croire en ce que vous dites. Puis laissez votre esprit flotter doucement au rythme du souffle, prenez conscience de ce souffle, de la fraîcheur qui ménage des îlots de paix dans le subconscient, et de la chaleur qui adoucit et apaise les pensées ou les sentiments conflictuels. Choisissez des phrases adaptées à la cause de votre stress.

Pour chaque séance, sélectionnez quelques formules et utilisez-les aussi longtemps que nécessaire. De temps en temps, modifiez ces formules selon votre humeur.

Détachez votre esprit, et détendez-vous 2 minutes en respirant normalement, calme et reposé, avant de vous lever.

« Le détachement est ma véritable nature », en inspirant.
« Et non l'attachement », en expirant.
« La liberté est ma véritable nature », « pas la servitude ».
« L'humilité est ma véritable nature », « pas l'orgueil ».
« La patience est ma véritable nature », « pas l'impatience ».
« La tolérance est ma véritable nature », « pas l'intolérance ».
« L'amour est ma véritable nature », « pas le ressentiment » (ou « la haine »).
« La vérité est ma véritable nature », « pas la malhonnêteté » .
« Être attentif aux autres est ma véritable nature », « pas l'égoïsme ».

Chapitre 8

SEMAINES 11 ET 12

Suivez la même procédure que pour les semaines 9 et 10, mais passez de deux à quatre cycles de salutation au soleil.
Reprenez le kapalabhati, l'exercice respiratoire des semaines 9 et 10 (voir p. 108), puis enchaînez sur une forme très simple de yoga-nidra, une relaxation profonde et plus longue (voir p. 112).
Le yoga-nidra (« sommeil par le yoga ») est une profonde introversion en état de veille. Il s'agit tout d'abord de détendre les parties du corps l'une après l'autre, et de mettre le mental en harmonie.
Plutôt qu'une autosuggestion, c'est un mouvement de la conscience tourné vers l'intérieur de soi. Il ne faut pas essayer de vous détendre, mais vous sentir détendu, tout simplement : en effet, essayer serait déjà faire un effort.
Une fois le corps détendu et le mental apaisé, introduisez des résolutions, sankalpas, dans votre subconscient avant de détacher votre esprit pour l'étape finale de cette relaxation profonde. Choisissez des formules similaires à celles de la méditation des semaines précédentes.

Avant de commencer, effectuez des exercices d'échauffement. Si vous manquez de temps, commencez par les neuf étirements des muscles des épaules et du cou des semaines 1 et 2 (voir p. 38-45), avant les deux cycles de salutation au soleil (voir p. 106-107). Puis détendez-vous 20 minutes en yoga-nidra.

Relaxation profonde
YOGA-NIDRA

Avant de commencer, enregistrez l'ensemble de la séquence du yoga-nidra, ou faites-la enregistrer par quelqu'un dont vous appréciez la voix. Si vous passez ensuite la bande à faible volume, elle vous guidera dans la pratique de cet exercice, et elle vous permettra de bénéficier pleinement de cette relaxation. Avant de passer à la posture complète, préparez-vous en relâchant toutes les parties du corps, l'une après l'autre. Allongez-vous dans la posture du cadavre (voir p. 50). Détachez votre esprit et fermez les yeux, respirez normalement. N'« essayez » rien, même pas de vous détendre. Au bout d'1 minute, relâchez-vous, une partie du corps après l'autre.

Yoga-nidra

(Avant de commencer.) Relâchez les orteils. Faites jouer les chevilles pour les assouplir. Relâchez les jambes, sans plier les genoux. Après quelques rotations des hanches, de gauche à droite, faites-les descendre. Soulevez-les, puis laissez-les retomber doucement. Relâchez le bas du corps.

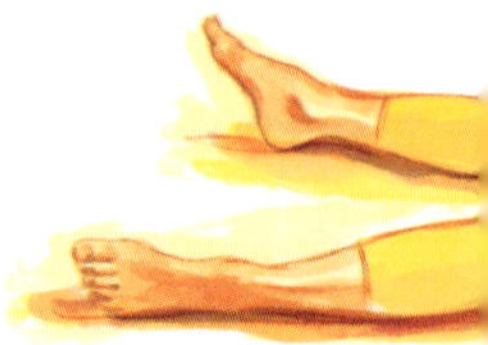

Remuez les doigts. Faites jouer les poignets. Relâchez les bras et les épaules. En gardant la tête et les hanches au contact du sol, soulevez légèrement la poitrine, puis laissez-la retomber doucement. Effectuez des rotations de la tête, de gauche à droite. Gardez la tête droite. Relâchez le haut du corps. Détachez votre esprit, et restez allongé 1 minute, en paix.

Passez à la « Rotation de la conscience ». Le mental va visiter les différentes parties du corps, l'une après l'autre, et le corps reste immobile.

1 Prenez conscience des orteils du pied gauche, l'un après l'autre, du petit orteil au gros orteil, puis de la plante du pied, du talon, de la cheville, du cou-de-pied, pour revenir enfin aux orteils. Déplacez le mental de la cheville gauche, en remontant le long de la jambe, jusqu'au genou, en prenant conscience des muscles du mollet, du tibia, de l'articulation du genou, puis en redescendant, pour sentir l'état de relaxation et de régénération de chaque partie du corps. Imaginez le flux du prana, ou un léger courant, le long de la jambe, dirigé vers le haut à l'inspiration, et vers le bas à l'expiration. Recommencez plusieurs fois. Déplacez le mental le long de la cuisse, du genou au pelvis, et redescendez. Prenez conscience des muscles, des os, des ligaments et des articulations, tout en inspirant et en expirant librement.

Recommencez le long de la jambe droite.

6 Prenez conscience de la gorge et du cou, de l'arrière de la tête, de la mâchoire, des joues, du menton, des lèvres et du nez. Puis de l'intérieur de la bouche et du nez, de la paupière gauche et de l'intérieur de l'œil, ensuite même chose avec l'œil droit, le sourcil gauche, le sourcil droit, le front. Détendez le front. Passez à la tempe gauche, puis à la droite, à l'oreille gauche, et à l'intérieur, puis faites de même avec la droite et avec le sommet du crâne.

Sentez la fraîcheur du souffle à l'intérieur de la tête, lorsque vous inspirez. Détachez votre esprit, et allongez-vous paisiblement environ 5 minutes.

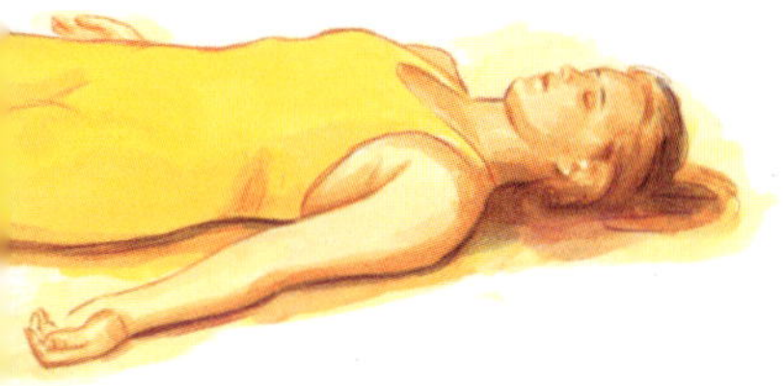

2 Prenez conscience de l'abdomen qui se soulève et redescend, au rythme des inspirations et des expirations. Sentez les muscles se détendre et se régénérer. Déplacez le mental vers les organes de l'abdomen. Attardez-vous quelques secondes sur chaque organe : le côlon, la vessie, les organes sexuels, les intestins, la rate en haut à gauche, et le foie en haut à droite, le pancréas, l'estomac.

5 Prenez conscience des doigts de la main gauche, de l'auriculaire au pouce, de la paume, du dos de la main et du poignet. Remontez le long de l'avant-bras, du poignet au coude, puis redescendez. Recommencez du coude à l'épaule, puis avec le bras droit.

4 Prenez conscience du mouvement de la poitrine, pour sentir la relaxation et la régénération des muscles. Placez le mental dans le poumon gauche, puis dans le poumon droit, dans les bronches, qui sont connectées à la trachée, de haut en bas, et tout au long de l'œsophage. Ensuite, vous allez sentir le battement du cœur. Déplacez le mental du rein gauche au rein droit.

3 Prenez conscience de vos fesses, du bas et du haut du dos. Déplacez le mental le long de la colonne vertébrale, vers le haut, puis vers le bas, du coccyx aux vertèbres cervicales, pour sentir les disques vertébraux, les articulations et la moelle épinière se régénérer.

Synchronisez ce mouvement de l'esprit avec la respiration, en inspirant lorsque le mental se déplace vers le haut et en expirant lorsqu'il se déplace vers le bas.

CONSEILS

Ne concentrez pas le mental sur la respiration, mais sur les différentes parties du corps.

Représentez-vous votre corps comme un objet et le mental comme un instrument de l'esprit intérieur qui dirige le flux du prana dans l'organisme. En visitant chaque partie du corps, imaginez le flux du prana qui détend et revitalise toute la partie visitée, tout en inspirant et en expirant librement.

Méditation

Dans le yoga-nidra, il existe différentes techniques. L'une des plus efficaces consiste à se concentrer sur le souffle. Servez-vous du souffle qui entre en vous et qui sort de vous pour développer une forme de paix intérieure. Avec le souffle qui entre, imaginez la paix qui afflue à l'intérieur de votre être et, avec le souffle qui sort, imaginez la tension qui s'écoule hors de vous. Progressivement, une fois que vous aurez maîtrisé cette conscience, vous pourrez introduire quelques résolutions dans votre subconscient, en vous servant de mots comme «paix» et «liberté».

Visualiser des images, c'est une sorte de défi. Commencez par des images simples (un ciel bleu et limpide), et passez lentement à des images plus complexes (un pré et les bois environnants).

Visualisez un ciel bleu et limpide, symbole de l'esprit infini, de l'amour et de la bonté, et qui vous enveloppe. Puis un champ ouvert, avec son herbe vert clair. C'est votre subconscient. Dans le lointain, des bois vert sombre entourent ce pré. C'est votre inconscient. Imaginez une brise légère, l'énergie universelle, couchant l'herbe, c'est-à-dire tous vos conflits intérieurs, et pénétrant dans les bois, pour aérer les lieux les plus reculés de votre inconscient, afin de purifier et de sublimer sa nature.

Relâchez votre esprit, et restez détaché pendant un moment.

Maintenant, introduisez trois résolutions dans votre subconscient, choisies à votre convenance, comme par exemple :

« Je dois prendre les choses calmement et avec détachement. »
« Je dois réfréner mes réactions impulsives et tenir ma langue. »
« Je dois m'exercer à la tolérance et à la patience. »

Détachez votre esprit après plusieurs minutes de relaxation profonde. Maintenant, prenez conscience de votre corps. Tournez-vous lentement sur le côté, recroquevillez-vous en fœtus, et reposez-vous quelques minutes dans cette position. Puis levez-vous. Il existe d'autres formes de méditation. Vous pouvez essayer celle-ci :

Imaginez une mer d'un bleu profond, et de petites vagues. Vous êtes l'une de ces vagues. Prenez conscience de cette vague qui lentement s'élève et redescend, au rythme de votre respiration. Le ciel bleu clair au-dessus de vous, c'est l'esprit infini de l'amour et de la bonté, qui enveloppe toutes les vagues. Il n'y a ni division, ni jugement, ni agression. Une paix profonde s'écoule comme une brise légère, et balance lentement le berceau de la vie.

FINALEMENT

Dans votre pratique du yoga, retenez ces règles de base :
Pensez de façon positive et traitez les autres avec respect.

•

Disciplinez votre alimentation, votre sommeil et vos habitudes de travail.

•

Exercez-vous régulièrement – essayez de faire 5 km de marche d'un bon pas, ou 1 heure de postures de yoga et 15 minutes d'exercices respiratoires tous les jours.

•

Améliorez votre manière de respirer et votre posture.
Veillez à bien garder le torse droit.

•

Apprenez à vous relaxer, tant physiquement que mentalement.

•

La lumière et l'ombre font partie de la vie. Tous, nous pouvons développer de hautes qualités personnelles, et retirer quelque chose des mille et un aspects positifs de la vie.
L'essence du yoga, c'est de savoir apprécier les moments les plus heureux de la vie, et de ne pas se laisser abattre par les moments moins heureux, d'être sans rancœur.
Comme l'enseigne saint François d'Assise, il faut avoir « le courage de changer ce qui peut l'être, et la sérénité d'accepter ce qui ne peut pas l'être, la sagesse de savoir ce qui peut être changé et ce qui ne peut pas l'être ».

TROISIÈME PARTIE

SURMONTER LES MAUX LIÉS AU STRESS

« Réduisez le niveau de vos attentes, soyez détaché, pratiquez régulièrement, et prenez des habitudes d'alimentation et de sommeil équilibrées. »

Utiliser le yoga pour recouvrer la santé

Tôt ou tard, nous connaîtrons tous des problèmes de santé. Un stress dépassant la normale affaiblit le système immunitaire et rend le corps plus vulnérable aux infections. Dans certains cas, il peut aussi aggraver des troubles comme l'hypertension, les maladies cardiaques, les ulcères duodénaux, les problèmes digestifs, etc. Le déséquilibre de l'énergie du corps, quand le flux du prana se bloque, peut dégénérer en maladie. En restaurant l'équilibre physique et mental, le yoga traite efficacement les troubles liés au stress, parce qu'il agit à la fois sur ces deux plans. Les asanas travaillent sur le corps physique. Les exercices respiratoires et les méditations pratiques aident à maîtriser et à apaiser le mental.

La troisième partie de cet ouvrage passe en revue douze affections courantes liées au stress, et illustre comment des asanas, des exercices respiratoires et des pratiques de méditation bien précis de notre programme permettent de soulager et de surmonter ces troubles.

On y traite des troubles cardio-vasculaires (notamment des maladies cardiaques et de l'hypertension), des affections du système digestif, du diabète, de l'asthme, de l'arthrite et des migraines. Les soucis de santé d'origine largement psychologique (l'angoisse, les crises de panique, l'insomnie, la dépression et la dépendance à certaines substances) sont également abordés.

De même, l'accent est mis sur les effets bénéfiques du yoga chez les personnes âgées et les femmes enceintes. Le yoga est idéal pour garder les membres souples et se muscler, en rendant moins vulnérable à l'arthrite ou aux rhumatismes. Le yoga est aussi très indiqué durant la grossesse : il soulage des symptômes comme les varices et les nausées, et prépare à l'accouchement.

N'oubliez jamais que, même si le yoga peut être très bénéfique, il n'est cependant pas prévu comme un traitement de substitution à ceux de la médecine conventionnelle. Consultez votre médecin, et suivez tous les traitements prescrits en complément d'une éventuelle thérapie par le yoga. En outre, si vous souffrez de graves problèmes de santé, ne pratiquez le yoga qu'en étant suivi par un praticien qualifié.

Toute personne souffrant d'affections mineures (tension artérielle légèrement trop élevée, migraines dues à la tension nerveuse, douleurs dorsales dues à l'effort musculaire et à un état de tension chronique) peut pratiquer les exercices de ce programme pour prévenir et soulager son stress en toute sécurité.

Tableau pratique des affections

En programmant votre pratique quotidienne, reportez-vous au tableau pages suivantes. Chacune des affections examinées dans cette troisième partie figure ici avec les postures, les exercices respiratoires et de méditation sur lesquels centrer votre pratique du yoga, en fonction de ces troubles. Ce tableau vous indique également quelles postures et pratiques respiratoires éviter.

LÉGENDES

Positions utiles ●
Positions à éviter x

	Étirements cou/épaules	Rotation de la tête	Flexion arrière	Flexion avant	Posture sur les épaules	Posture du poisson	Posture du pont	Posture de l'enfant	1/2 posture sur les épaules	Posture du chien
Douleurs dorsales				●		●				
Varices					●	●				
Allergie nasale										
Diarrhée										
Constipation				●						
Syndrome prémenstruel										
Problèmes menstruels				●						
Épilepsie			●		●					
Maladies cardiaques										
Hypertension	●							●	x	
Troubles digestifs				●	●	●	●			
Diabète										
Asthme				●	●					
Arthrite									x	
Migraine		●			x	x				
Insomnie	●									
Anxiété					●					
Dépression							●		●	●
Dépendance	●									
Crises de panique					●					
Hernie abdominale				x						
Rhume										
Maladie pulmonaire										
Hyperacidité										
Problèmes oculaires			●							
Yoga à un âge avancé	●						●		●	●
Yoga pendant la grossesse	●									

• Posture du cobra	Posture de la lune	• Sauterelle	• Posture du chat	Posture de l'arc	• Torsions vertébrales	Posture du cadavre	Ujjayi	• Nadi-sodhana	Shitali/shitakari	Nettoyage par le souffle	• Méditation/relaxation	Salutation au soleil	Pompe et étirement
									•				
										•			
					•				•	•	•		
•		•		•	•					•			
•				•	•				•	•	•		
•	•						•	•	•	•	•		
			x					•		x			x
		x		x		•	•	•			•		
	•					•	•	•	•	x	•	x	x
						•	•	•			•		•
				•	•		•	•			•		
•				•		•	•	•		•	•		
										•	•		
	x					•					•		
							•	•			•		
						•	•	•					
								•	•	•	x		
										•	•		
						•	•	•					
					x					•		x	
							•	•		•			
							•	•	•	•			
								•				•	
•	•							•	•		•		
							•	•		•	•		
										x	•		

Maladies cardiaques

Dans le monde occidental, près de la moitié des décès sont dus à des maladies cardiaques. Beaucoup d'affections concernent le cœur et le système cardiovasculaire. La plus courante, dans les pays développés, est l'ischémie cardiaque.

Lorsque le sang ne circule pas bien dans les parois du muscle cardiaque, les terminaisons nerveuses reçoivent un stimulus qui produit une douleur aiguë connue sous le nom d'angine de poitrine. On peut facilement la confondre avec des troubles digestifs, car elle est souvent localisée à mi-poitrine, et parfois en profondeur. C'est pourquoi, en cas de douleur dans la poitrine, faites-vous immédiatement examiner.

ATTENTION
En cas d'affection cardiaque, vous êtes sûrement suivi médicalement. Cela étant, en complément de la médecine conventionnelle, rien ne vous interdit de consulter un thérapeute du yoga.

L'ischémie cardiaque est associée à la consommation de tabac, l'obésité, l'absorption d'importantes quantités de cholestérol et de graisses saturées. Outre les nombreuses causes d'ischémie cardiaque, les facteurs génétiques accroissent les risques. Dire qu'une vie stressante expose à ces affections serait trop simpliste. Cela étant, s'abstenir de fumer et suivre un régime alimentaire sain, mener une vie active en limitant ses engagements et ses responsabilités, et de manière générale, ralentir l'allure réduisent ce risque. On peut aussi se détendre en faisant régulièrement de l'exercice ou en se consacrant à une activité de loisir.

En cas d'affection cardiaque, concentrez-vous sur la posture du cadavre (voir p. 50), la respiration alternée par les narines (voir p. 51-52) et le souffle victorieux (voir p. 53), et concluez par yoga-nidra (voir p. 112-113) et la méditation (voir p. 54-55, p. 85 ; p. 114). Dans ces exercices, ne retenez pas votre respiration et ne pratiquez les postures inversées qu'avec un thérapeute du yoga.

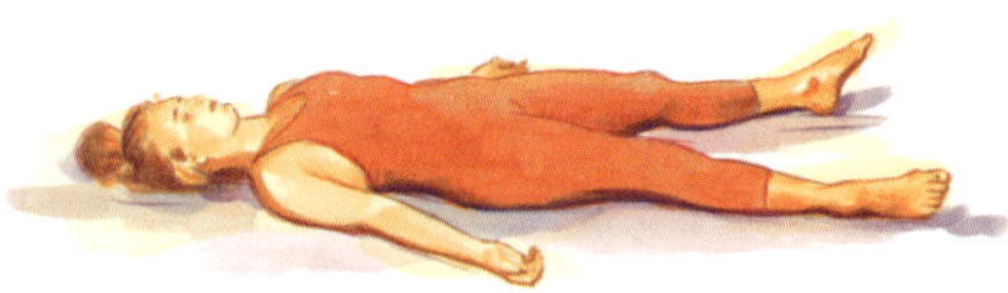

Hypertension

Le cœur produit la tension artérielle qui fait circuler le sang dans l'organisme. Cette «tension artérielle» est essentielle à la vie, et ce n'est que lorsqu'elle est trop élevée ou trop basse que l'on est face à un problème médical. Environ neuf fois sur dix, on n'isole pas la cause du problème, et l'on conclut alors à de l'hypertension structurelle. Parmi les causes de cette hypertension, on trouve la structure génétique, la surcharge pondérale ou l'excès d'alcool. L'hypertension peut résulter d'une stimulation trop forte et prolongée, dont le facteur déclencheur tient à des situations fortement chargées sur le plan émotionnel.

LE YOGA POUR SOULAGER L'HYPERTENSION

La pratique régulière du yoga peut diminuer la tension artérielle. En cas d'hypertension légère, faites les exercices indiqués ci-dessous sans vous faire suivre. Si votre état de santé est plus sérieux, pratiquez les méditations (voir p. 54-55 ; p. 85 ; p. 114), la posture du cadavre (voir p. 50) et la relaxation profonde (voir p. 112-113), mais aucun autre exercice physique ou pratique respiratoire sans un thérapeute du yoga.

En cas d'hypertension légère, exécutez les étirements des épaules et les mouvements du cou (voir p. 38-49), puis la respiration alternée par les narines (p. 51) et le souffle victorieux (p. 53) 10 minutes, pour conclure par 20 minutes de relaxation dans la posture du cadavre (p. 50). Dans les exercices respiratoires, ne retenez pas la respiration. Vous pouvez pratiquer séparément la méditation sur la «paix» et la «liberté» 20 minutes (voir p. 54-55).

Au cours de la quinzaine suivante, vous continuerez par la posture de la lune (voir p. 94) ou la posture de l'enfant (voir p. 91), chacune quelques minutes, sans retenir votre respiration. Ensuite, ajoutez-y les exercices respiratoires shitali et shitakari (voir p. 84), 5 minutes chacun. Au cours de votre séance de méditation, aux formules affirmant votre satisfaction, combinez une récitation mentale, en alternance avec la répétition d'un mantra, comme par exemple «Soham» (« Je fais un avec l'esprit infini »), synchronisé avec l'inspiration (so) et l'expiration (ham).

Pour les semaines finales du programme, remplacez la posture du cadavre par la relaxation profonde.

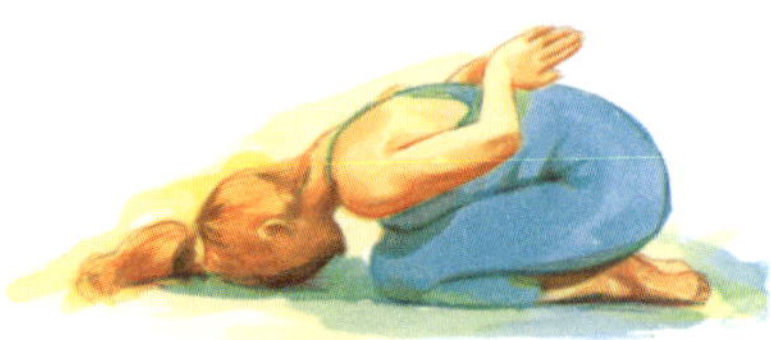

Troubles digestifs

En cas d'ulcère de l'estomac, de maladie de Crohn ou de colite ulcéreuse, pratiquez ces postures sous la conduite d'un thérapeute du yoga. Excluez la posture sur les épaules.

Beaucoup de gens souffrent de temps en temps de troubles digestifs, généralement sans gravité. Mais des crises régulières de brûlures d'estomac, de douleurs au-dessous du sternum ou de vomissements peuvent être autant de signes de gastrite. En cas d'ulcère, la paroi de l'estomac ou du duodénum se détériore et laisse une zone à vif.

La maladie de Crohn et la colite ulcéreuse sont des troubles inflammatoires des intestins. La maladie de Crohn touche toutes les parties de l'intestin grêle ou du gros intestin, mais la colite ulcéreuse est circonscrite au côlon ou au rectum. Toutes deux nécessitent un traitement médical au long cours. Dans l'indigestion et la colopathie, problèmes très courants, les facteurs psychologiques jouent un rôle prépondérant. Autant de symptômes aggravés par le stress.

TRAITER LES TROUBLES DIGESTIFS PAR LE YOGA

Si vous ne souffrez que de troubles digestifs ordinaires (colopathie ou constipation), pratiquez le yoga sans suivi, mais si vous souffrez d'autres types d'affections, faites-vous suivre par un thérapeute du yoga.

Choisissez la posture sur les épaules (voir p. 70) et la posture du poisson (voir p. 76), suivies par la posture du pont (voir p. 80) et la flexion avant (voir p. 83), combinée avec agnisara, excellent pour les problèmes digestifs. Après les postures sur les épaules, continuez avec la respiration alternée par les narines (voir p. 51), le souffle victorieux (p. 53) ou le nettoyage par le souffle (voir p. 108). Concluez la séance par la posture du cadavre (voir p. 50) ou la relaxation profonde (voir p. 112), et des pratiques de méditation, qui vous apaiseront (voir p. 54-55 ; p. 85 ; p. 114).

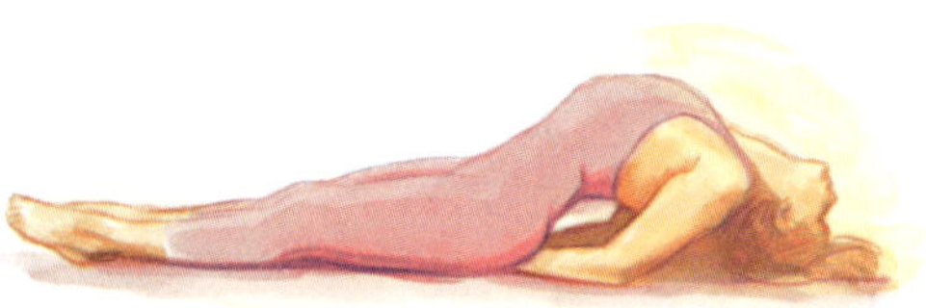

Diabète

Dans la forme de diabète la plus commune *(diabetes mellitus)* on constate un excès de sucre dans le sang. Il est vital pour le cerveau de recevoir un apport constant en éléments nutritifs, même si l'absorption de nourriture ou la dépense d'énergie sont irrégulières. La teneur en sucre dans le sang est contrôlée entre autres par l'hormone insuline. Il existe deux grands types de *diabetes mellitus*, qui peuvent se chevaucher. Le *diabetes mellitus* insulinodépendant est fréquemment diagnostiqué, quand le pancréas ne produit pas assez d'insuline, au milieu de l'enfance. Le traitement compense cette insuffisance par des injections et va de pair avec un régime alimentaire.

D'ordinaire, le *diabetes mellitus* non insulinodépendant se diagnostique chez les sujets plus âgés, souffrant notamment de surcharge pondérale. L'insuffisance d'insuline est partielle, mais le corps ne répond pas normalement au niveau d'hormones présentes dans l'organisme (un état connu sous le nom d'insulino-résistance). Ce diabète se traite plutôt par un régime alimentaire et des médicaments.

UTILISER LE YOGA POUR TRAITER LE DIABÈTE

Aucun type de diabète n'est causé par le stress. Cependant, beaucoup de diabétiques constatent que leur stress retentit sur leur maladie, en influant sur leur appétit et sur la teneur en sucre dans leur sang.

Le diabète insulinodépendant ou non insulinodépendant rend aussi plus vulnérable à certaines complications : affections rénales, rétiniennes ou cardio-vasculaires. Et ces deux diabètes réclament un suivi médical et un traitement attentif, tout particulièrement en période de grossesse.

Vous pouvez pratiquer tous les exercices du programme, pourvu que vous adaptiez votre absorption de nourriture et/ou d'insuline à une activité physique accrue. Concentrez-vous sur les étirements lombaires des semaines 3 et 4 (voir p. 58), la série des postures du cobra (voir p. 92) et la posture de l'arc (voir p. 100). Pratiquez également la torsion vertébrale simple (voir p. 102), la relaxation profonde (voir p. 112) et, régulièrement, le pranayama. Intégrez à votre emploi du temps des séances quotidiennes de relaxation et de méditation.

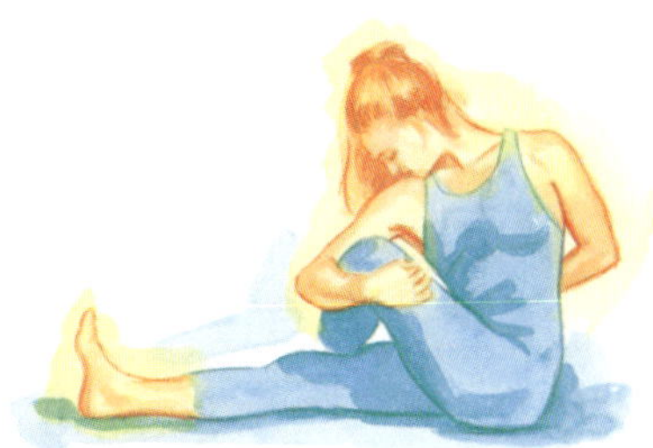

Asthme

L'asthme touche de 10 à 15 % de la population. Il s'agit d'une inflammation des voies respiratoires (les bronches et les bronchioles), qui sont hypersensibles à certains facteurs : la cigarette, l'air froid, la pollution et les pollens, entre autres. Les symptômes principaux sont une difficulté à respirer, due à l'augmentation de la quantité de mucus et au resserrement des voies respiratoires. Durant une crise, le souffle se fait plus court, les éternuements et les quintes de toux se multiplient, avec parfois une toux nocturne, principal symptôme, en particulier chez les enfants.

L'asthme est une maladie du stress. Comme il dépend étroitement de l'humeur et du caractère, aborder plus positivement la maladie peut aider à y faire face.

COMBINER LE TRAITEMENT PAR LE MÉDICAMENT ET LE YOGA

En général, on traite l'asthme avec deux médicaments administrés par inhalation. Cette administration directe par les voies respiratoires permet de limiter la dose à une très petite quantité. Le premier médicament détend les tissus musculaires situés sur les parois des voies respiratoires, anormalement contractés lors d'une crise. Parallèlement, on emploie un médicament à base de stéroïdes, qu'il est essentiel de prendre avec régularité pour réduire la réaction inflammatoire des poumons.

Si vous-même ou vos enfants souffrez d'asthme, cela ne doit pas vous empêcher de mener une activité physique normale, et la prise régulière de ces médicaments vous y aidera. Vous pouvez exécuter n'importe quel exercice du programme, tout particulièrement le cobra (voir p. 92), l'arc (voir p. 100), la flexion avant (voir p. 83) et la posture sur les épaules (voir p. 70), mais aussi la respiration alternée par les narines (voir p. 51), le souffle victorieux (voir p. 53) et le nettoyage par le souffle (voir p. 108). Terminez par la posture du cadavre (voir p. 50) ou la relaxation profonde par le yoga-nidra (voir p. 112) et les pratiques de méditation (voir p. 54-55 ; p. 85 ; p. 114).

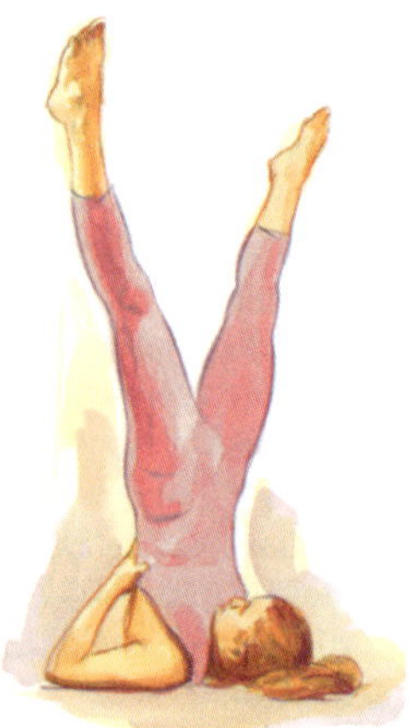

Arthrite

L'arthrite des os, l'arthrite rhumatoïde et la spondylarthrite ankylosante sont les trois formes les plus courantes. L'arthrite des os touche environ 20 % de la population, surtout à la fin de la vie. La couche de cartilage qui recouvre l'extrémité des os à hauteur de l'articulation s'use et laisse une surface osseuse à nu. Elle atteint surtout les genoux et les hanches, mais aussi la colonne vertébrale et d'autres régions du corps. Raideur et douleur en sont les principaux symptômes, surtout après l'effort. À mesure que le mal progresse, les articulations enflées et fragilisées présentent des déformations croissantes. Le traitement est essentiellement à base d'antalgiques et d'anti-inflammatoires. Pour les hanches et les genoux, la douleur peut nécessiter le remplacement de l'articulation.

L'arthrite rhumatoïde, une affection courante, touche aussi les organes. Cette inflammation progressive et chronique débute d'ordinaire à l'âge adulte, mais peut aussi apparaître dès l'enfance. Le processus inflammatoire endommage la membrane synoviale qui enrobe la plupart des articulations. La destruction progressive des articulations provoque par la suite une déformation.

COMMENT LE YOGA SOULAGE L'ARTHRITE

D'ordinaire, les malades souffrant d'arthrite rhumatoïde entament un traitement précoce, afin de minimiser les effets destructeurs. L'arthrite rhumatoïde peut réagir fort bien à une thérapie par le yoga.

La spondylarthrite ankylosante survient chez les adultes jeunes. Cette maladie inflammatoire des articulations raidit progressivement la colonne vertébrale. À défaut de traitement clinique, les cas graves peuvent causer une courbure permanente de la colonne vertébrale vers l'avant. Dans les cas bénins, la déformation est faible ou nulle.

Si vous souffrez d'arthrite des os ou de spondylarthrite ankylosante bénignes, faites exécuter par vos articulations toute la gamme des mouvements possibles, avec ménagement, afin de préserver leur mobilité. Vous pouvez utiliser tous les exercices du programme (sauf la posture sur les épaules, voir p. 70), qui ne fatiguent pas trop les articulations. La méditation (voir p. 54-55 ; p. 85 ; p. 114) est excellente. Si vos articulations sont très enflammées, laissez-les au repos jusqu'à ce que l'inflammation se soit calmée, pour reprendre ensuite sans forcer. En cas d'arthrite des os plus grave, de formes d'arthrite rhumatoïde ou de spondylarthrite ankylosante autres que bénignes, pratiquez sous la conduite d'un thérapeute du yoga.

Maux de tête

Le mal de tête n'est pas une maladie, mais un symptôme causé par toutes sortes de problèmes de santé, des plus ordinaires jusqu'aux affections menaçant la vie. On attribue le mal de tête le plus courant à la tension musculaire du cuir chevelu ou des muscles du cou, mais le fait n'est pas scientifiquement prouvé. En général, ces maux de tête ne renvoient pas à une cause physique cachée plus grave, et ne sont pas non plus un symptôme d'hypertension artérielle. En revanche, ils peuvent être dus à un état dépressif ou d'anxiété sous-jacent. Ces migraines sont souvent très sérieuses, et durables. Des symptômes peuvent les annoncer ou aller de pair : troubles de la vue, picotements dans les membres et nausées. Ces troubles de la vue peuvent aller jusqu'à des pertes temporaires et partielles de la vision, des effets de miroitement ou l'apparition de lignes en zigzag.

La sinusite, inflammation des espaces crâniens remplis d'air, peut être également une cause de migraine. D'ordinaire, la sinusite est une complication infectieuse des voies respiratoires supérieures et peut nécessiter un traitement antibiotique.

Il existe bien d'autres causes de migraine. Si cela vous inquiète, consultez votre médecin, en particulier si ces migraines se sont déclarées subitement, ou si elles vont de pair avec des vertiges, des faiblesses dans les membres ou une perte partielle de la vision sans relation avec la migraine elle-même.

SUR QUELS ASANAS ET PRANAYAMAS VOUS CONCENTRER :

- la posture du cadavre,
- la relaxation profonde,
- la méditation,
- la rotation de la tête.

Si vous souffrez de maux de tête ou de migraines chroniques, notre programme vous soulagera de ce problème, en particulier les techniques de relaxation comme la posture du cadavre (voir p. 50), la relaxation profonde (voir p. 112) et les méditations (voir p. 54-55 ; p. 85, p. 114). La rotation de la tête (voir p. 49) peut être aussi très bénéfique pour ce type de maux. En revanche, évitez les postures inversées comme les postures sur les épaules et les postures la tête en bas.

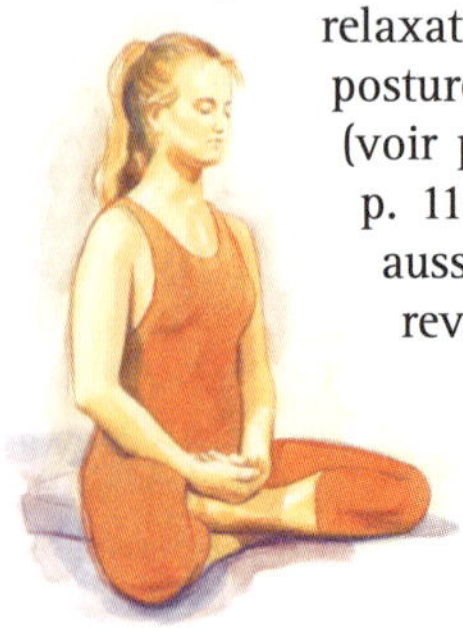

Insomnie

Le bon fonctionnement du corps et de l'esprit exige un sommeil régulier. Dans une nuit normale, vous passez par des phases de sommeil profond. Les insomniaques ont du mal à s'endormir, ou se réveillent par intermittence durant la nuit. Leurs périodes de sommeil profond sont trop courtes et ils se réveillent fatigués et irritables, et le restent toute la journée. Le manque chronique de sommeil peut conduire à la dépression, à des crampes ou à des douleurs musculaires, voire à un complet collapsus des fonctions normales, physiques et intellectuelles de l'organisme.

Plus nous vieillissons, moins le corps a besoin de sommeil. Pour beaucoup de personnes âgées, 4 ou 5 heures par nuit suffisent et il ne s'agit pas vraiment d'insomnie. La plupart des individus jeunes dorment correctement. La plupart des gens qui ont des problèmes d'insomnie sont des adultes jeunes ou d'âge moyen.

LE YOGA ET SES POUVOIRS BÉNÉFIQUES SUR LE SOMMEIL

L'insomnie est rarement le symptôme direct d'une maladie grave, même si le manque de sommeil peut être causé par la douleur, comme celle que provoque l'arthrite. Toutefois, le seul fait d'être déprimé perturbe le déroulement du sommeil, et peut provoquer des réveils très matinaux. Cela étant, chez la plupart des gens, les troubles du sommeil surviennent dans les périodes de forts soucis, ou lorsque le corps et le mental sont si stressés qu'ils ne parviennent plus à trouver aucune détente dans le sommeil naturel. En cas d'insomnie, il arrive d'être tenté par la prise de somnifères. Ces médicaments vous aident à court terme, quand c'est un médecin qui les prescrit, mais la plupart ne procurent pas un sommeil naturel.

Le yoga peut résoudre le problème de l'insomnie : les étirements des semaines 1 et 2 (voir p. 38-49) vous seront très bénéfiques, pourvu que vous les pratiquiez avec lenteur. Évitez les mouvements de flexion arrière le soir : ils accroissent le flux d'énergie. Le yoga avant le coucher détend le corps et tranquillise l'esprit, notamment la respiration alternée par les narines (voir p. 51), le souffle victorieux (voir p. 53) et la relaxation profonde (voir p. 112).

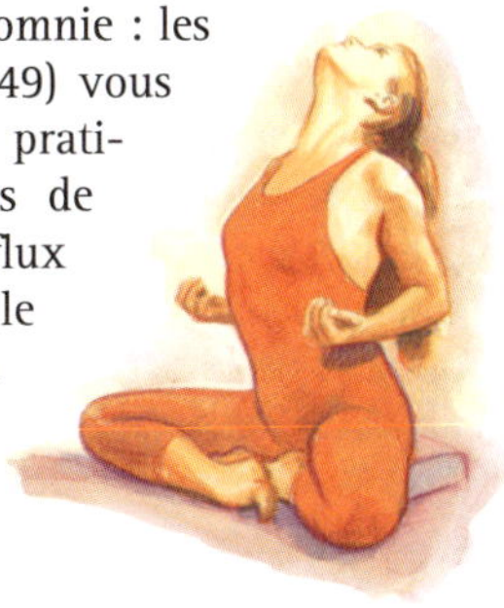

Anxiété

L'anxiété est une réponse du corps à la peur. Elle joue un rôle de préservation de soi non négligeable, dans la mesure où c'est la peur des conséquences qui, souvent, empêche de prendre des risques inutiles. L'anxiété, en tant que trouble, est un état aigu ou chronique qui résulte de l'extension de cette réaction de peur, dont les proportions finissent par dépasser la dimension réelle du risque. La stimulation excessive du système nerveux sympathique aboutit à des symptômes physiques (palpitations, sueurs froides et tremblements), et l'agitation, l'insomnie et la difficulté à se concentrer en sont les composantes psychologiques courantes.

En cas d'anxiété légère, il peut suffire d'être rassuré par son médecin qui ne vous prescrira de traitement que si votre état présente un caractère aigu. Dans le traitement de l'anxiété, le yoga est très précieux, car il offre une combinaison unique de mouvements sans brutalité, de pratiques respiratoires, de relaxation et de méditation, conçus pour harmoniser les fonctions du système nerveux et détendre l'organisme.

COMPRENDRE ET TRAITER L'ANXIÉTÉ

L'anxiété peut résulter de circonstances temporaires auxquelles vous ne pouvez rien – par exemple la maladie d'un proche –, mais si elle est due à des facteurs à votre portée, alors profitez-en pour « passer en revue » votre existence et votre mode de vie. Cela aura pour effet de réduire le degré général d'anxiété et de faire face plus aisément.

En cas d'anxiété, vous pouvez recourir à tous les chapitres de ce programme. Avant de commencer, passez 10 minutes dans la posture du cadavre (voir p. 50). Profitez-en pour mettre mentalement à distance les expériences passées et les événements futurs (réels ou imaginaires). Ne concentrez votre conscience que sur le seul instant présent, et si, au cours de l'exercice, votre attention vagabonde, ramenez tranquillement votre esprit à l'instant présent. La relaxation grâce à la respiration alternée par les narines (voir p. 51), le souffle victorieux (voir p. 53) et la relaxation profonde (voir p. 112) apaisent le mental et délassent le corps.

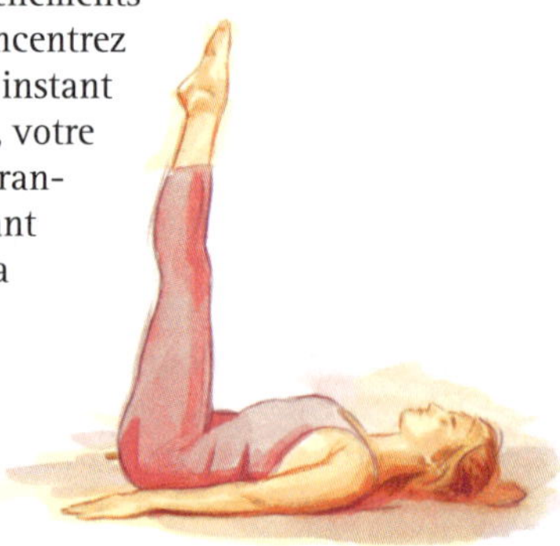

Dépression

La dépression peut être la conséquence de certains événements de la vie. Si, toutefois, votre état d'esprit négatif persiste, ou s'il s'aggrave jusqu'à tout submerger, vous souffrez peut-être d'un état dépressif général qui mérite de faire appel à un praticien. La sensation du désespoir est souvent inhérente à ce type de maladie, et vous avez peut-être besoin de vous forcer à consulter un médecin. La dépression peut aller d'un léger sentiment de pessimisme jusqu'à un sentiment écrasant de culpabilité, d'inutilité ou de futilité. Dans les formes très graves de dépression, cela peut aller jusqu'à des tendances suicidaires. Dans ce cas, cherchez un soutien médical sans plus attendre.

SURMONTER LES SYMPTÔMES PHYSIQUES DE LA DÉPRESSION

Les symptômes de dépression légère sont le manque d'énergie, les réveils très matinaux, la perte d'appétit et de poids. Avec la dépression, on s'habitue à être pessimiste et négatif, mais il arrive aussi qu'on réagisse positivement (même si c'est passager) à des changements dans l'environnement.

En général, une dépression grave nécessite une hospitalisation. En revanche, une forme de dépression moins aiguë peut très bien réagir à la pratique du yoga, en particulier sous la surveillance d'un spécialiste.

Si vous êtes déprimé, tous les exercices décrits dans ce programme sont bons. Les flexions arrière, comme l'étirement lombaire avec flexion arrière des semaines 3 et 4 (voir p. 58) et la posture du pont (voir p. 80), sont tout à fait bénéfiques, car elles augmentent l'énergie, et la salutation au soleil (voir p. 106-107) des semaines 9 et 10, pratiquée tous les matins, a un effet tonique. L'été, l'exercice du surya-namaskara à l'extérieur est particulièrement indiqué, si l'on évite de s'exposer directement aux rayons du soleil. Il faut également éviter les longs moments de méditation ou de relaxation profonde (voir p. 112), déconseillés en cas de dépression. À la place, détendez-vous pendant un laps de temps plus court, 10 minutes au maximum.

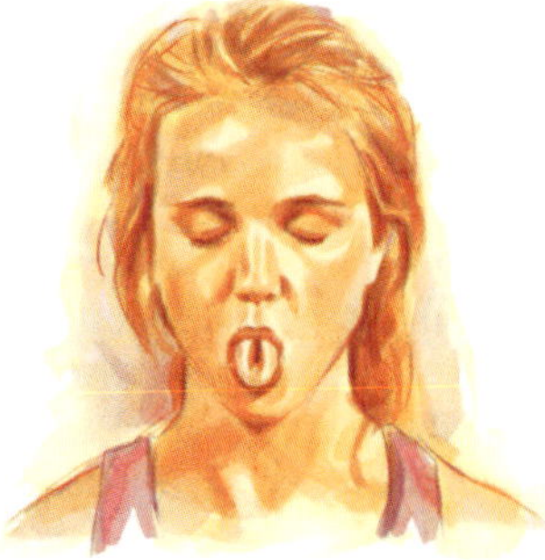

Dépendance

D'ordinaire, l'individu dépendant manque de confiance en lui et d'estime de soi. Au début, la consommation de substances ou un type de comportement susceptibles de créer la dépendance l'aident à neutraliser ces manques. Malheureusement, la personne dépendante comprend assez vite que cette habitude n'a plus rien de volontaire, ce qui ne fait qu'aggraver son impression d'inutilité et sa culpabilité.

La dépendance peut découler de l'abus de substances en vente libre, comme l'alcool ou la cigarette. Beaucoup de gens sont dépendants de médicaments prescrits sur ordonnance, par exemple des tranquillisants, alors que d'autres usent de drogues illégales ou détournent certaines substances de leur usage – comme les solvants. Les comportements de dépendance sont aussi très répandus dans les troubles de l'alimentation.

Beaucoup de gens tiennent leur dépendance secrète, et ce n'est que lorsqu'elle affecte la vie des autres qu'on découvre le problème. Il en découle un sentiment de culpabilité et risque de s'engager dans une incontrôlable spirale descendante.

POUR SORTIR DE LA DÉPENDANCE

En cas de problème de dépendance, il faut savoir que le soutien est à portée de la main. Toutes sortes de services proposent en effet des traitements, des thérapeutes spécialisés et des groupes où se prendre en main. Parallèlement à ce type de cure, le yoga peut aider votre corps et votre esprit à se détendre. Durant la période immédiatement postérieure à la guérison, établissez un emploi du temps soigneusement réglé. Réservez au yoga une place régulière, en accomplissant l'ensemble de ce programme avec assiduité, en respectant les indications. Commencez par les étirements des épaules et les mouvements du cou initiaux des semaines 1 et 3 (voir p. 38-49). Pratiquez ces postures sur un tempo plus rapide qu'il n'est habituellement conseillé, en observant une pause après chaque groupe d'asanas, pour effectuer 3 minutes de respiration profonde. La relaxation profonde (voir p. 112) et le kapalabhati (voir p. 108) peuvent aussi contribuer à résoudre ce type de problème de santé.

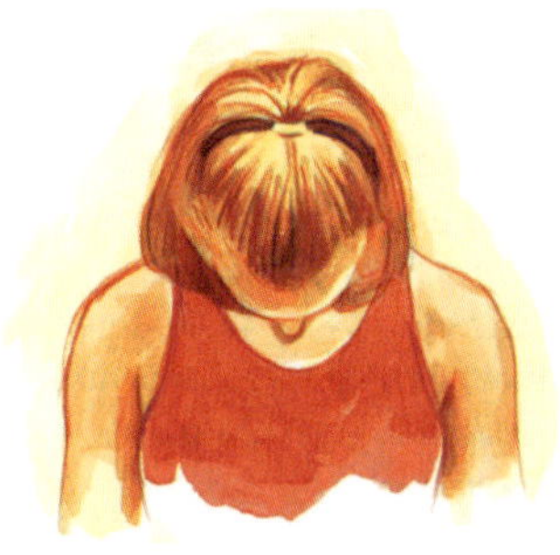

Crises de panique

Lors d'une crise de panique, le système nerveux sympathique semble échapper à tout contrôle. Les symptômes sont impressionnants : palpitations, sueurs froides, vertiges, étourdissements et peur intense. Une crise de panique peut survenir sans aucune raison apparente, mais il arrive aussi qu'elle soit une réaction à certaines situations. Elle se traduit aussi, chez les claustrophobes, par un besoin irrépressible de sortir d'un lieu clos.

Les malades atteints de crises de panique savent que cet épisode peut être effrayant, mais cette frayeur est à la fois la cause et le résultat de la crise. Comprendre ce qui se passe au cours de ce genre de crise aide à trouver un traitement immédiat, et réduit les risques de récidive. Un stimulus initial accroît l'activité du système nerveux sympathique, qui augmente l'anxiété. Le malade prend peur, anticipe la vague d'anxiété, ce qui entraîne une nouvelle stimulation du système nerveux sympathique. Les symptômes redoublent d'intensité, et le malade est gagné, en un temps très bref, par une crise de panique déclarée. La respiration devient superficielle et si rapide que le malade est pris d'hyperventilation. Indirectement, cette hyperventilation perturbe l'alimentation du cerveau en oxygène, de sorte que le sujet finit par éprouver des vertiges et des étourdissements.

COMPRENDRE ET TRAITER LES CRISES DE PANIQUE

La prise en compte et le traitement de ce type de crise reposent sur la compréhension du fait que la peur est bien la cause de ces symptômes. « Se tirer » d'une crise comme celle-là, en attendant que « ça passe » : voilà l'attitude la plus sage. C'est là que le yoga peut jouer un rôle précieux, tant pour faire face à ce type de crise que pour diminuer le niveau d'anxiété sous-jacent. Ainsi, vous pouvez maîtriser le problème de l'hyperventilation avec le souffle victorieux (voir p. 53) ou la respiration alternée par les narines (voir p. 51). Après une crise, si vous vous en sentez capable, allongez-vous plusieurs minutes dans la posture du cadavre (voir p. 50) le temps que l'activité du système nerveux sympathique retourne à la normale. Suivez le programme de trois mois, et pratiquez la séquence de posture sur les épaules (voir p. 70), avec lenteur.

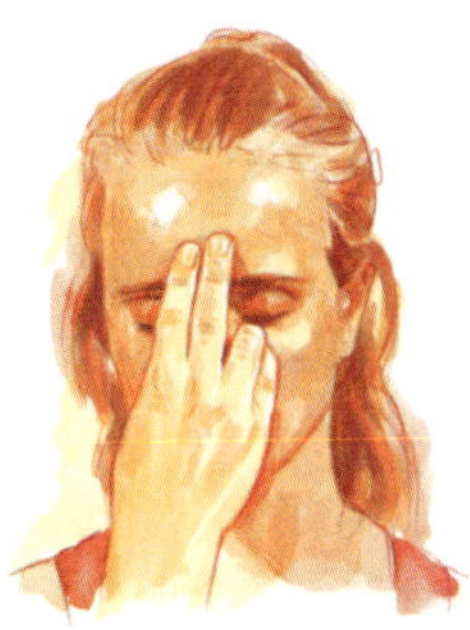

Le yoga pour les personnes âgées

Ce sont probablement les personnes âgées qui tirent le plus parti du yoga. Pour maintenir les muscles et le squelette dans le meilleur état possible, il faut faire travailler aux articulations toute la gamme des mouvements dont elles sont capables, régulièrement, faute de quoi elles vont se raidir. Déplacer le poids du corps – qui, en temps normal, pèse sur les os, les membres et la colonne vertébrale – contrebalance la baisse de la densité osseuse, fréquente à partir du troisième âge, en particulier chez les femmes ménopausées. Ce processus peut s'accélérer jusqu'à entraîner l'ostéoporose, et des fractures. Les muscles ont besoin, eux aussi, d'un travail régulier, sans quoi ils se dégraderont et s'affaibliront.

Les postures et les séquences du yoga renforcent les muscles en les faisant travailler. La pratique quotidienne du yoga préserve la souplesse des articulations, et le squelette se défendra mieux contre le risque d'arthrite osseuse. Ainsi, dans les postures qui déplacent le centre de gravité de l'organisme, les os soutiennent le poids du corps – notamment la posture du pont (voir p. 80), la demi-posture sur la tête (voir p. 89) et la posture du chien (voir p. 90).

SUR QUELS ASANAS ET PRANAYAMAS VOUS CONCENTRER :

- la posture du pont,
- la demi-posture sur la tête,
- la posture du chien,
- les étirements des épaules et les mouvements du cou,
- la respiration alternée par les narines,
- le souffle victorieux,
- le nettoyage par le souffle,
- la méditation,
- la relaxation profonde.

LES BÉNÉFICES DU YOGA POUR LE TROISIÈME ÂGE

Si vous débutez la pratique du yoga passé l'âge mûr, il serait bon, avant d'essayer ce programme, de vous inscrire à un cours de yoga. Cela étant, les étirements des semaines 1 et 2 (voir p. 38-49) ne devraient pas présenter de problème particulier, pas plus que les pratiques respiratoires et de méditation (voir p. 54 ; p. 85 ; p. 114) et la relaxation profonde (voir p. 112). Toutes ces postures sont parfaitement adaptées à votre âge.

Le yoga est aussi très indiqué pour les personnes âgées de constitution délicate. Si vous ne pouvez pas travailler au sol, vous pouvez adapter des postures pour les pratiquer sur une chaise ou couché sur un lit.

Vous pouvez lever les pieds au-dessus de la tête, en les appuyant contre un mur si possible. D'ailleurs, pour une personne âgée débutante, cette posture inversée est en fait la seule conseillée.

Les personnes de constitution délicate tirent souvent beaucoup de plaisir et de profit de ces pratiques de relaxation et de méditation, que l'on peut aussi enregistrer sur une cassette audio. S'endormir pendant ces exercices fait le plus grand bien ; c'est là une forme de relaxation profonde, sans contre-indication aucune.

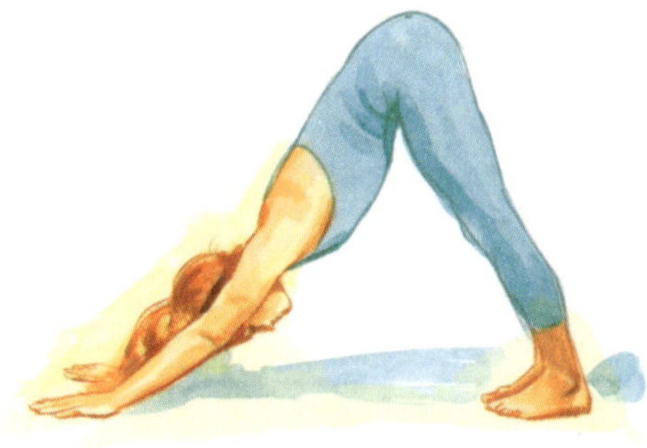

Le yoga pendant la grossesse

Il vaut mieux aborder la grossesse dans la meilleure forme physique et mentale possible. L'accouchement est en soi une expérience physique intense, à laquelle la mère doit se préparer afin que l'organisme soit au mieux de sa forme. Au plan mental et émotionnel, il arrive que l'attente d'un bébé soit une période d'anxiété ou de fatigue, en particulier si l'on a déjà d'autres enfants. Aussi, durant toute cette période, la pratique du yoga est très précieuse.

Au début de la grossesse, en raison des transformations hormonales de l'organisme, on peut ressentir une fatigue et, par intermittence, des nausées. À ce stade, un yoga tout en douceur fera le plus grand bien, surtout les étirements des semaines 1 et 2 (voir p. 38-49), et la relaxation profonde (voir p. 112). En revanche, jusqu'au quatrième mois, il faut éviter de pratiquer les postures les plus exigeantes et, par la suite, n'effectuer ces exercices que si la grossesse ne présente aucune complication. À mesure que le fœtus grossit, évitez les postures avec position sur le front, de même que toutes les postures difficiles en raison des transformations de l'anatomie. Au cours des trois mois du milieu de grossesse (du quatrième au sixième mois), vous éprouverez probablement une sensation de bien-être accru, et vous retrouverez votre énergie, pour récupérer le même niveau de forme qu'avant la grossesse.

SUR QUELS ASANAS ET PRANAYAMAS VOUS CONCENTRER :

- les étirements des épaules et les mouvements du cou,
- la relaxation profonde.

À ce stade, vous pouvez appliquer la plus grande partie du programme de trois mois, en écartant toutefois la posture sur les épaules, les postures sur le ventre, et toutes les postures inadaptées à votre « rondeur ».

SOULAGER L'INCONFORT DE LA GROSSESSE

Toutes les femmes enceintes tireront profit du simple fait de lever les pieds au-dessus du niveau du cœur, au moins 10 minutes tous les jours. Vous pouvez vous livrer à cet exercice en prenant appui contre un mur, ce qui soulagera la pression de l'utérus sur le réseau veineux de la région pelvienne, pression qui, à ce stade de la grossesse, peut entraîner des varices et un gonflement des chevilles.

Au cours des trois derniers mois de la grossesse (du septième au neuvième mois), vous souffrirez peut-être de douleurs dans les reins, en raison de l'augmentation du poids de l'utérus. Dans ce cas, il est conseillé de demander conseil à un thérapeute du yoga, spécialiste du travail avec les femmes enceintes. Vous pouvez modifier les étirements vers l'avant en vous tenant debout, afin de les adapter à votre « rondeur ». D'autre part, et de manière régulière, surélevez les jambes en les faisant reposer contre un mur, et pratiquez la relaxation profonde (voir p. 112).

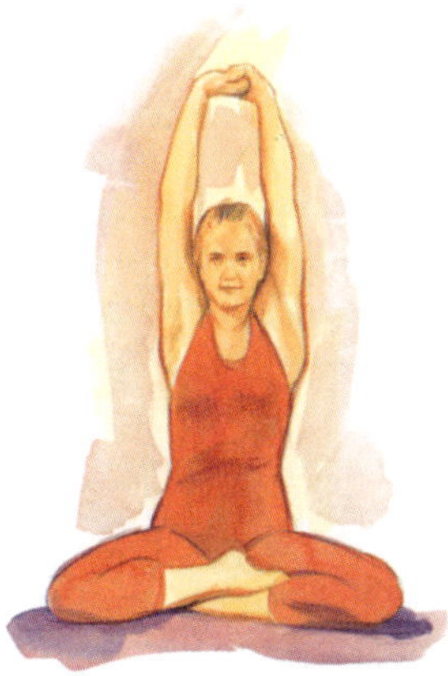

Glossaire

ADRÉNALINE : hormone sécrétée par la médullosurrénale.

AGNISARA : mouvement de pompe et étirement de l'abdomen.

ARDHA-MATSYENDRASANA : demi-torsion vertébrale.

ARDHA-PADMASANA : demi-lotus.

ARDHA-SIRSHASANA : demi-posture sur la tête.

ASANA : posture.

ASHRAM : monastère.

BANDHA : blocage ou contraction des muscles, afin de contrôler le flux d'énergie vitale, ou prana.

BHUJANGASANA : posture du cobra.

CARDIO-VASCULAIRE : qui concerne le cœur et les vaisseaux sanguins.

CORTEX CÉRÉBRAL : la fameuse « matière grise » qui recouvre le cerveau.

DHANURASANA : posture de l'arc.

GLANDE HYPOPHYSE : la plus importante des glandes endocrines, qui régule les sécrétions de toutes les autres glandes endocrines.

GLANDES ENDOCRINES : glandes à sécrétion interne, sécrétant des hormones dans la circulation sanguine.

HATHA-YOGA : la partie pratique du raja-yoga, qui inclut les asanas, les pranayamas et les kriyas ; hatha signifie soleil et lune.

HYPERTENSION : tension artérielle élevée.

HYPOTHALAMUS : centre de contrôle des tissus nerveux, situé à la base du cerveau, et rattaché à l'hypophyse.

IDA : l'un des grands nadis, qui passe par la narine gauche.

JALANDHARA-BANDHA : blocage du menton.

KAPALABHATI : exercice respiratoire qui nettoie le système respiratoire.

KRIYA : pratique de purification.

MATSYASANA : posture du poisson.

MERU-VAKRASANA : torsion vertébrale simple.

MUDRA : mouvement ou posture destinée au contrôle du prana, l'énergie vitale.

MULA-BANDHA : blocage de l'anus.

NADI : conduit nerveux qui véhicule l'énergie vitale du corps.

NADI-SODHANA : respiration alternée par les narines.

NEURONE : cellule spécialisée dans la fonction de véhiculer les impulsions nerveuses.

NEUROTRANSMETTEUR : substance chimique grâce à laquelle une cellule nerveuse communique avec une autre ou avec un muscle.

PASCHIMOTTANASANA : flexion avant.

PINÉALE : glande, de la taille d'un petit pois, située dans le cerveau, et qui sécrète la mélatonine en circulation dans le sang.

PINGALA : l'un des grands nadis, qui passe par la narine droite.

PLEXUS SOLAIRE : réseau de nerfs sympathiques situé derrière l'estomac, et qui alimente les organes de l'abdomen.

PRANA : énergie vitale ou force de vie.

PRANAYAMA : régulation de la respiration ; exercice respiratoire.

SALABHASANA : sauterelle.

SANKALPAS : résolutions que l'on introduit dans le subconscient lors d'une méditation.

SARVANGASANA : posture sur les épaules.

SETU BANDHASANA : posture du pont.

SHASHANKASANA : posture de la lune.

SHAVASANA : posture du cadavre.

SHITAKARI : exercice respiratoire destiné à refroidir la température du corps.

SHITALI : exercice respiratoire destiné à refroidir la température du corps.

SUKHASANA : posture facile.

SURRÉNALES : glandes endocrines placées au sommet de chaque rein.

SURYA-NAMASKARA : salutation au soleil.

SWANASANA : posture du chien.

THYROÏDE : glande endocrine qui sécrète des hormones destinées au contrôle du métabolisme et à la croissance du corps.

UDIYANA-BANDHA : mouvement de blocage qui soulève le diaphragme.

UJJAYI : souffle victorieux ; exercice respiratoire.

VYAGHRASANA : posture du chat.

YOGA : union de l'âme avec l'absolu.

YOGA-NIDRA : relaxation profonde, ou « sommeil par le yoga ».

Index

Les mentions en caractères gras indiquent les pages où figurent les instructions illustrées pour l'exécution des postures, des étirements et des méditations

PAPIER À BASE DE FIBRES CERTIFIÉES

Le Livre de Poche s'engage pour l'environnement en réduisant l'empreinte carbone de ses livres. Celle de cet exemplaire est de :
600 g éq. CO_2
Rendez-vous sur www.livredepoche-durable.fr

Achevé d'imprimer en décembre 2015 en Espagne par
Gráficas Estella

Dépôt légal 1re publication : mai 2002
Edition 06 - décembre 2015
LIBRAIRIE GENERALE FRANÇAISE - 31 rue de Fleurus - 75278 Paris Cedex 06

31/6589/1